Prof. Dr. Michael Hamm
Alfred-William Freeman
Maria Hoffmann
Prof. Dr. Dr. Hermann Rauhe

Brainfood

Prof. Dr. Michael Hamm
Alfred-William Freeman
Maria Hoffmann
Prof. Dr. Dr. Hermann Rauhe

Brainfood

Kulinarische Highlights für Körper, Geist und Seele

schlütersche

Bibliografische Information der Deutschen Nationalbibliothek
Die Deutsche Nationalbibliothek verzeichnet diese Publikation in der Deutschen Nationalbibliografie; detaillierte bibliografische Daten sind im Internet über http://dnb.ddb.de/ abrufbar.

ISBN 978-3-89993-539-4

Autoren:
Prof. Dr. Michael Hamm, Alfred-William Freeman, Maria Hoffmann, Prof. Dr. Dr. Hermann Rauhe
Projektmanagerin: Maria Hoffmann
c/o photo network, Agentur für Werbung, Fotografie und Produktion, Hamburg

Wir danken unseren Kooperationspartnern!

Vitaquell

FAUSER VITAQUELLWERK
www.vitaquell.de
Alle verwendeten Öle von Vitaquell

DR.GRANDEL

DR. GRANDEL GmbH
www.grandel.de

KAHLA

KAHLA/Thüringen Porzellan GmbH
www.kahlaporzellan.com

AUERHAHN
DAS BESTECK!

Auerhahn Bestecke GmbH
www.auerhahn-bestecke.de

LEONARDO

LEONARDO
www.leonardo.de

Produktion und Redaktion: Maria Hoffmann
Fotograf: Gerrit Meier, außer: Ingo Wandmacher 43, Sandra Caldwell 48, Christian Jung 52, Alvin Teo 87, Sascha Burkard 88, Bernd Kröger 90, Craig Mcateer 93, Erick Nguyen 105, Ewa Brozek 106, Philip Date 125, Tarzoun 126
make up & hair: Sabine Overbeck

Gestaltung: Schlütersche Verlagsgesellschaft mbH & Co. KG
Satz: Die Feder GmbH, Wetzlar
Druck und Bindung: Offizin Andersen Nexö Leipzig GmbH

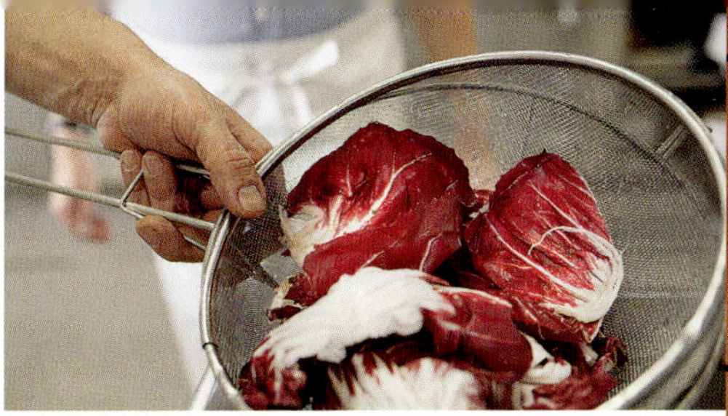

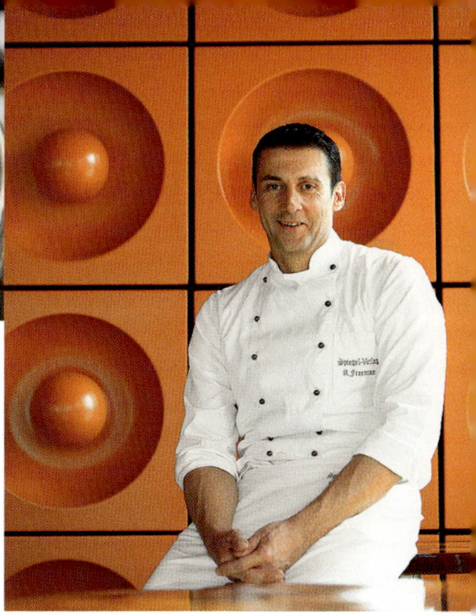

Inhalt

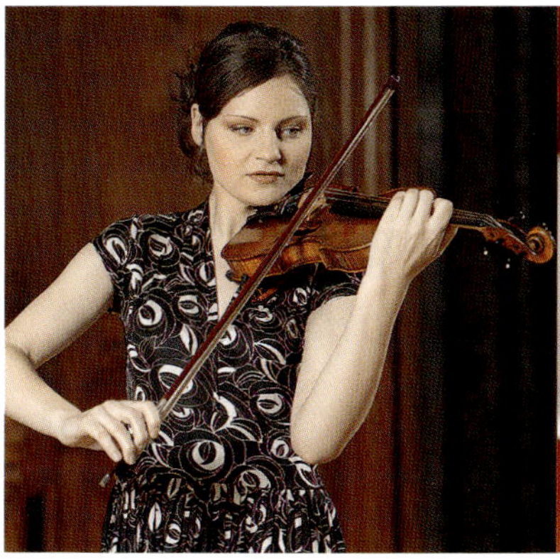

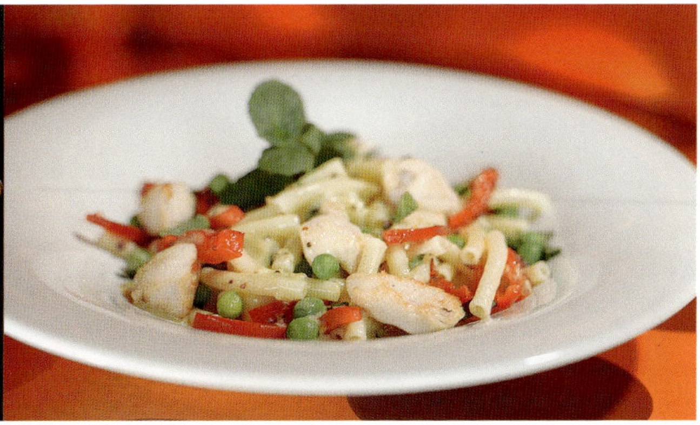

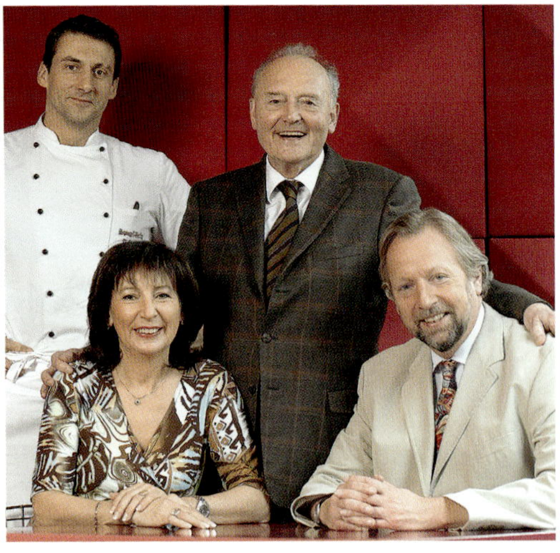

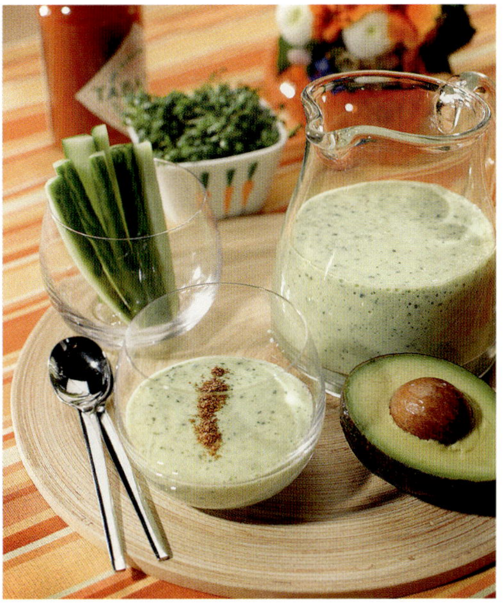

Vorwort

Kopfarbeiter aufgepasst!

Gewusst wie – ist der Schlüssel, um topfit im Kopf und rundherum zu sein. Gesund zu essen ist nicht so schwierig, wie Sie vielleicht vermuten, und dabei auch noch etwas für die geistige Fitness zu tun, kann sogar richtig Spaß machen!

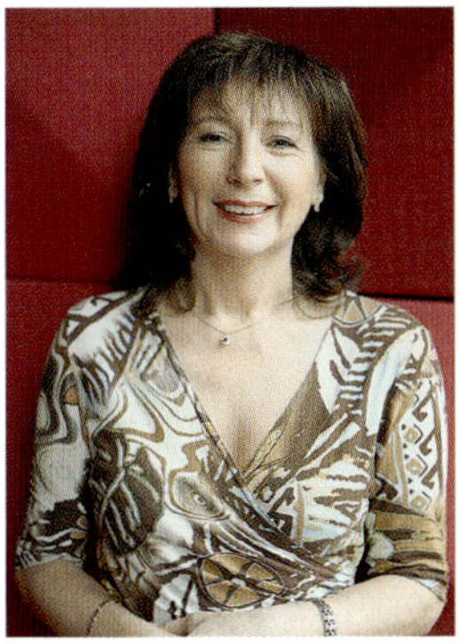

Maria Hoffmann

Dies ist ein Kochbuch für Kopfarbeiter. Für Menschen, die in ihrem Beruf große Verantwortung tragen und hohen geistig-nervlichen Anforderungen unterliegen: Führungskräfte, Manager, Ärzte, Journalisten, Studenten und Lehrende, Flugpiloten, Fernfahrer, Lokführer, um nur einige Beispiele zu nennen. Ihre Terminkalender sind voll. Sie laufen ständig auf Hochtouren und kennen die Hotels und Restaurants dieser Welt besser als den heimischen Herd. Dabei bleibt eine gesunde Ernährung oft auf der Strecke. Stress ist ein Energiekiller und die Seuche des 21. Jahrhunderts.

Nicht nur die Liebe geht durch den Magen, sondern jede kleinste Zelle unseres Körpers ist auf magische Weise miteinander verbunden und alles wird von dieser Hochleistungsmaschine – unserem Gehirn – gesteuert. In diesem Buch verraten wir Ihnen, wie Sie sich selbst in stressigen Zeiten gesund ernähren und somit ein besseres Wohlbefinden erreichen.

Um dieses Projekt zu realisieren, haben zwei hochkarätige Wissenschaftler, Professor Dr. Michael Hamm, Hochschule für Angewandte Wissenschaften Hamburg, und Prof. Dr. Dr. h. c. Rauhe, Ehrenpräsident der Hochschule für Musik und Theater in Hamburg sowie der Chefkoch der Spiegelkantine, Alfred-William Freeman, ein ganzheitliches Konzept zum Thema Brainfood und Wohlbefinden erarbeitet.

In diesem Buch schaffen wir Abhilfe für stressgeplagte Kopfarbeiter und zeigen Ihnen, wie Sie wieder nervenstark und topfit werden:

- Speisekartentraining: Wie wähle ich richtig aus im Restaurant und der Kantine?
- Rezepte für Business-Lunch, Buffet und Menüs
- Essen als kulinarische Inszenierung – Musik verleiht der Seele Flügel

Und dazu viele Rezepte für eine neue ganzheitliche Nahrung für Körper, Geist und Seele mit wertvollen Tipps und Informationen. Ein kulinarisches Gesamterlebnis.

Probieren Sie es aus und nehmen den Kochlöffel einmal selbst in die Hand. Gehen Sie in aller Ruhe einkaufen, schlendern Sie über den Wochenmarkt und lassen Sie sich von der Vielfalt der Waren inspirieren. Auch ein Gang ins Reformhaus oder in den Bioladen lohnt sich. Die Auswahl hochwertiger Zutaten und die Fantasie bei der Zubereitung sind für ein gutes Gelingen von höchster Bedeutung.

Lassen Sie sich von uns verführen und ändern Sie Ihre Lebensgewohnheiten jetzt!

Ihre

Maria Hoffmann

Maria Hoffmann

Vorwort

Liebe Leserin, lieber Leser

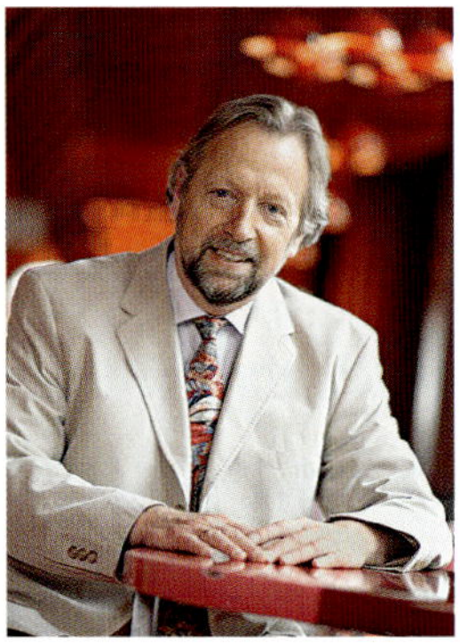

Prof. Dr. Michael Hamm

Richtig essen beflügelt Körper, Geist und Seele! Nicht nur die Liebe, sondern auch Gesundheit und Erfolg gehen durch den Magen. Kein anderes Organsystem steht so eng mit unserem Gefühlsleben in Verbindung wie der Verdauungstrakt. Jeder weiß, wie empfindlich Magen und/oder Darm auf Ärger und Stress reagieren, auf persönliche Sorgen und Belastungen, auf Auseinandersetzungen oder gar Streitgespräche bei Tisch. Ein schmackhaftes Mahl dagegen, in angenehmer Stimmung und Umgebung, mit Freude und in Ruhe genossen, beflügelt und stimmt zufrieden. Essen und Trinken kommen dann über den Aspekt der bloßen Nahrungsversorgung hinaus und werden zum Erlebnis, das der Erholung dient und aus dem sich neue Kraft schöpfen lässt. Wer sich gesünder ernähren möchte, sollte deshalb dem Bauchgefühl viel mehr Beachtung schenken. Ein gutes Gespür für den eigenen Körper ist die beste Grundlage für einen bewussten Lebensstil.

Nur aus einem persönlichen Magen-Darm-Wohlbefinden können Leistungen – körperliche wie geistige – erwachsen. Ein reibungsloses Zusammenspiel aller Stadien der Verdauung ist nicht nur Voraussetzung für persönliches Wohlbefinden, sondern Grundbedingung für die richtige Verwertung der Nahrung und damit die Nährstoffversorgung des Körpers. Das sinnliche Vergnügen am Essen lässt einem „das Wasser im Munde zusammenlaufen", fördert die Sekretion der Verdauungssäfte und ist daher für die Gesundheit genauso wichtig wie der Gehalt einer Speise an Kalorien und Nährstoffen. Essen und Trinken sind eben mehr als nur Nährstoffaufnahme.

In diesem Sinne ist gerade der Anspruch an den Genuss beim Essen und an die Kochkunst kein überflüssiger Luxus. Jeder Koch und Tischgast sollte wissen: Die Freude an einer schmackhaften Ernährung in angenehmer Atmosphäre ist der beste Gesundheitsschutz. Mit Freude das Richtige zu essen, ist sicherlich besser und gesünder, als stets überängstlich zu verzichten. Diät-Hypochonder sind in jeder Beziehung schlechter dran als bewusste Genießer.

Persönlich zufriedenstellende Ernährung bezieht alles mit ein: Nähr-, Genuss- und Erlebniswert des Essens, ausgewogen und maßvoll versteht sich, den jeweiligen Gesundheits- und Lebensbedingungen angepasst. Wohlsein!

Ihr

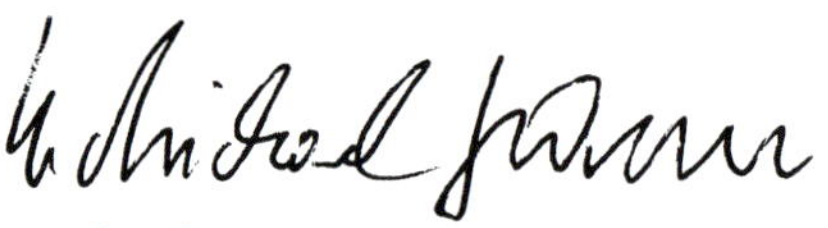

Michael Hamm
Professor an der Hochschule für
Angewandte Wissenschaften Hamburg

Vorwort

Liebe Leserin, lieber Leser,

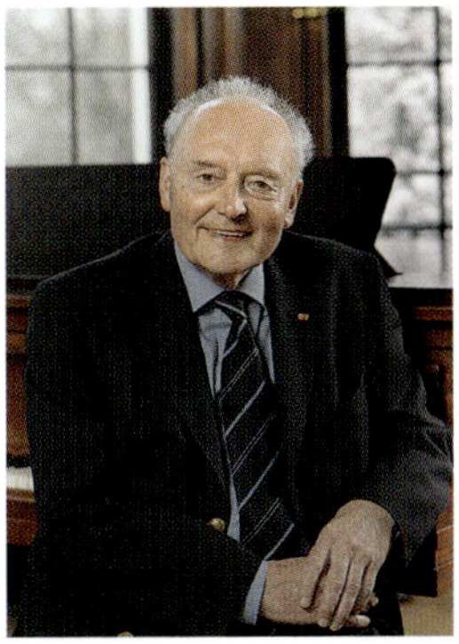

Prof. Dr. Dr. Hermann Rauhe

praktische Erkenntnisse der verschiedensten angewandten Wissenschaften zeigen, wie viele interdisziplinäre Gesichtspunkte bei der ganzheitlichen Gestaltung kulinarischer Ereignisse als „Gesamtkunstwerk" zu berücksichtigen sind.

Dies gilt insbesondere im Rahmen dieses Konzeptes, mit dem Ziel einer optimalen Steigerung unserer geistigen Leistungsfähigkeit. Diese hängt eben nicht nur von rationalen Komponenten ab, sondern vor allem auch von emotionalen.

Gerade die Intelligenzforschung der letzten 25 Jahre hat gezeigt, dass der berufliche und private Erfolg nicht nur vom traditionellen Intelligenzquotienten (IQ) abhängt. Denn dieser berücksichtigt ausschließlich die linguistische, die mathematisch-logische und die räumliche Intelligenz. Neben die genannten treten die musikalische, die körperlich-kinästhetische, die intrapersonale und die interpersonale Intelligenz. Diese Komponenten machen mindestens 80 Prozent aus. Deshalb müsste der IQ dringend um sie erweitert werden.

Auch andere Intelligenzforscher wie z. B. der Amerikaner Robert Sternberg bestätigen diese Erkenntnisse. Sternbergs „Triachische Theorie der Intelligenz" enthält die Komponenten analytische, kreative und insbesondere soziale Fähigkeiten wie Kooperation, Mitteilungsfähigkeit, Liebenswürdigkeit und Praktizierbarkeit von Ideen. Dieses erweiterte Verständnis von Intelligenz wird auch unserem Ziel von Brainfood als kulinarisches Highlight für Körper, Geist und Seele gerecht.

Essen und Trinken ist ein wichtiger, nicht nur lebenserhaltender Vorgang; ein wesentlicher Teil unserer „Kultur als Ausdruck der Art und Weise, wie wir miteinander umgehen" (Richard von Weizsäcker) – aber auch der Art und Weise, wie wir mit uns selbst umgehen. Dies drückt sich auch in den Begriffen Ess- und Trinkkultur aus.

Die breite Skala dieser kulinarischen Kultur reicht von der „Unkultur" zwischen Tür und Angel hektisch verschlungenen Essens oder auf dem U-Bahnsteig zu sich genommener Fast-Food-Speisen und Dosengetränke einerseits bis zu einem abendfüllenden, stilvoll gestalteten und kunstvoll inszenierten Festmahl oder einem mehrgängigen Menü mit Kunsteinlagen und/oder Reden.

Der Begriff Brainfood bezeichnet ein Essen, das die geistige Leistungsfähigkeit nicht nur durch eine entsprechende Zusammensetzung der Speisen fördert, sondern auch durch die im Folgenden aufgezeigten vielfältigen situativen Bedingungen für gutes Befinden, Wohlgefühl für Körper, Geist und Seele. Brainfood gehört also im besten Sinne zur kulinarischen Hochkultur. Brainfood als gesundes, nicht belastendes, die Regeneration förderndes Essen sollte unsere persönliche Esskultur ebenso prägen wie die unserer Gesellschaft. Viel Freude beim Genießen!

Ihr

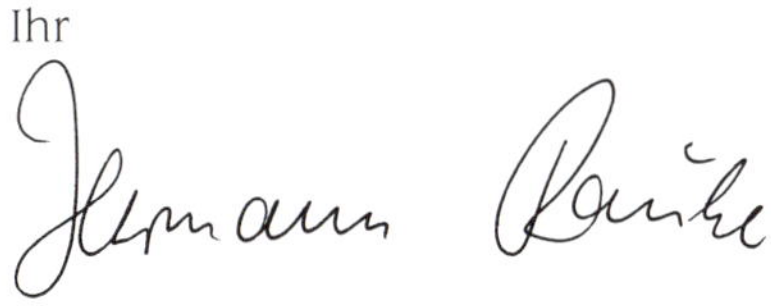

Hermann Rauhe

Ehrenpräsident der Hochschule für Musik und Theater in Hamburg

Vorwort

Liebe Leserin, lieber Leser,

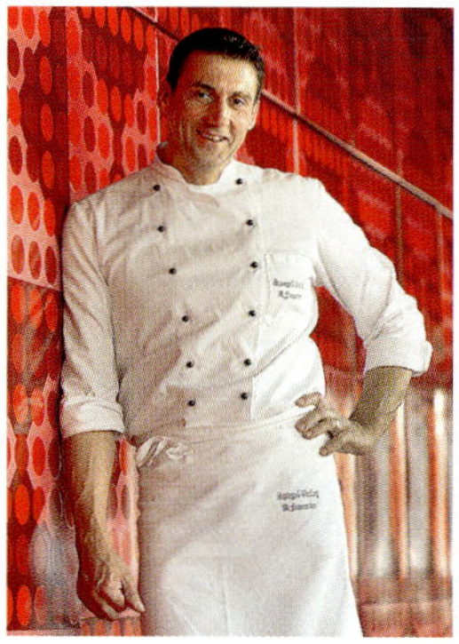

Alfred-William Freeman

wer kennt das nicht, wieder mal geschäftlich unterwegs, keine Zeit und das nächste Meeting in ein paar Minuten! Da ist die Versuchung groß, schnell irgendetwas zu essen. Wir machen Sport, nehmen Vitaminpillen, halten Diäten, aber was wir essen und welche Auswirkungen die Nahrung, die wir zu uns nehmen, auf unseren Organismus hat, darauf achten wir häufig nicht, oder wir wissen zu wenig darüber.

Diesen Zustand möchte ich verändern. Und das ist für mich als Chefkoch der „Spiegelkantine" die Motivation, an diesem Kochbuch mitzuwirken. Täglich verpflege ich ca. 800 Brainworker und ich sehe es als meine Verpflichtung an, ihnen eine gesunde und ausgewogene Ernährung zu bieten. Es ist mir sehr wichtig, mit meinen Rezepten zu zeigen, wie einfach es ist, sich gut und zielorientiert zu ernähren. Denn die Speisen, die wir zu uns nehmen, haben Auswirkungen auf die Konzentration, die Lernfähigkeit, das Denken und sogar wesentlich auf unseren Gemütszustand.

Mit meinen Brainfood-Rezepten können Sie den Denkmuskel besser ausnutzen und leistungsstark halten. Dass ein Zusammenhang zwischen Nahrungsaufnahme und Gehirnleistung besteht und dieser Vorgang durch simples Essen zu beeinflussen und zu stärken ist, finde ich persönlich faszinierend. Eine bewusste, gezielte Ernährung trägt dazu bei, die Ressourcen, die das Gehirn bereithält, voll zu aktivieren.

Das Frühstück z. B. ist die wichtigste Mahlzeit für Ihr Gehirn! Darum empfehle ich zum Frühstück ein Früchtemüsli mit kernigen Haferflocken und einen frisch gepressten Orangensaft. Am besten ein Milchprodukt dazu. Es geht weiter mit dem Morgensnack, den man gegen 11 Uhr zu sich nehmen sollte. Mit einem Vollkorn-Knäckebrot mit fettreduziertem Frischkäse und einem Apfel tanken Sie schnell wieder frische Energie.

Beim Mittagessen sollten Sie überlegen, was am Nachmittag anliegt. Steht Ihnen eine Marathonsitzung bevor oder müssen Sie einen kurzen geistigen Sprint vollbringen?

Das Abendessen sollte nicht nach 20 Uhr und nicht zu üppig ausfallen. Sie schlafen besser und am nächsten Morgen fällt das Aufstehen leichter.

Ein Brainfood-Buffet besteht weniger aus tierischen Fetten, stattdessen sind mehr Vitamine, Mineral- und Ballaststoffe enthalten sowie hochwertiges Eiweiß. Frischer Fisch, hochwertiges Vollgetreide, verschiedene Salate und knackige Nüsse, mageres Geflügel, viel Obst und Gemüse sollten Hauptbestandteil sein.

Grundsätzlich gilt: Lassen Sie sich etwas mehr Zeit beim Essen, weil erst nach ca. 20 Minuten ein Sättigungsgefühl eintritt. Viel trinken versteht sich von selbst. Beim Einhalten einiger Regeln, die ich Ihnen mit meinen Rezepten in diesem Buch vorstelle, liegt das Essen nicht schwer im Magen, und die Konzentration ist wieder auf dem Höhepunkt!

Viel Spaß beim Nachkochen!

Ihr

Alfred-William Freeman
Chefkoch der Spiegelkantine

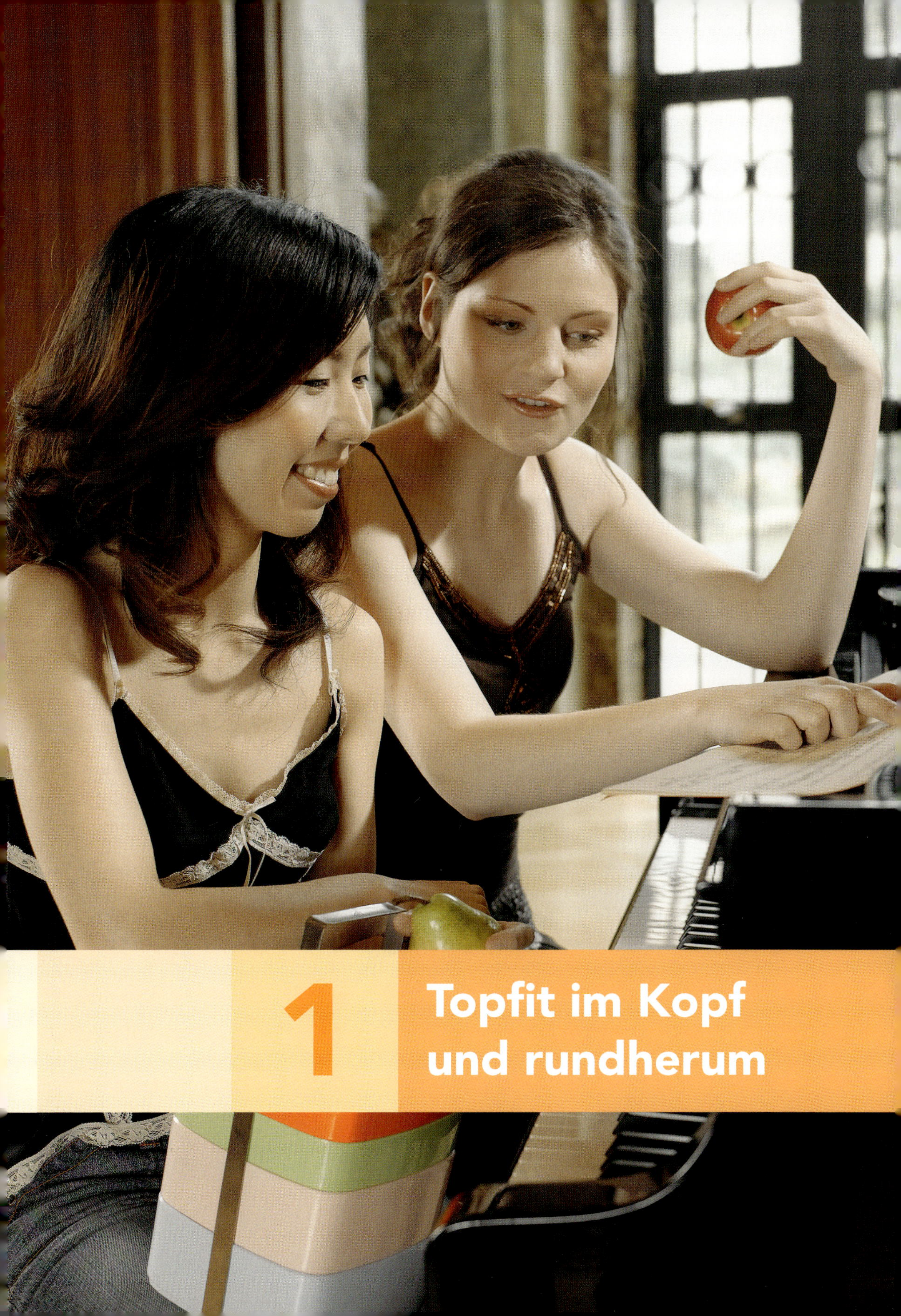

1 Topfit im Kopf und rundherum

Wie Essen und Trinken das Gehirn fit hält

Das Gehirn benötigt neben einer kontinuierlichen Energie- und Sauerstoffversorgung über die Blutbahn weitere Nährstoffe, um lernen und denken zu können. Dazu zählen beispielsweise Aminosäuren (Eiweißbausteine) als Nachrichtenkuriere, mehrfach ungesättigte Fettsäuren als „Schmiermittel" für die Datenübertragung sowie verschiedene Vitamine und Mineralstoffe, die direkt oder indirekt Einfluss auf die mentale Fitness haben.

Eiweißhaltige Nahrung stellt das Baumaterial für das Gehirn und die Speicherung von Informationen bereit. Von einem richtig ernährten Gehirn dürfen Sie eine gute Konzentrations- und Gedächtnisleistung sowie eine einwandfreie Steuerfunktion für den gesamten Organismus erwarten – vorausgesetzt, auch die folgende Bedingung trifft zu. Das Gehirn muss wie jeder Muskel in Gang gehalten werden. Essen und Trimmen – beides muss stimmen! Dieser bekannte Slogan gilt selbstverständlich auch für die mentale Fitness. Worauf kommt es im Einzelnen an?

Kohlenhydrate – best energy

Hirnzellen brauchen beim Denken Energie in Form der sogenannten Glukose (= Traubenzucker oder Blutzucker). Die günstigen Auswirkungen einer entsprechenden Glukoseversorgung betreffen schnellere Informationsverarbeitung, besseres Erinnerungsvermögen und weniger Fehler bei entsprechenden Tests. Dennoch ist es nicht notwendig und auch nicht

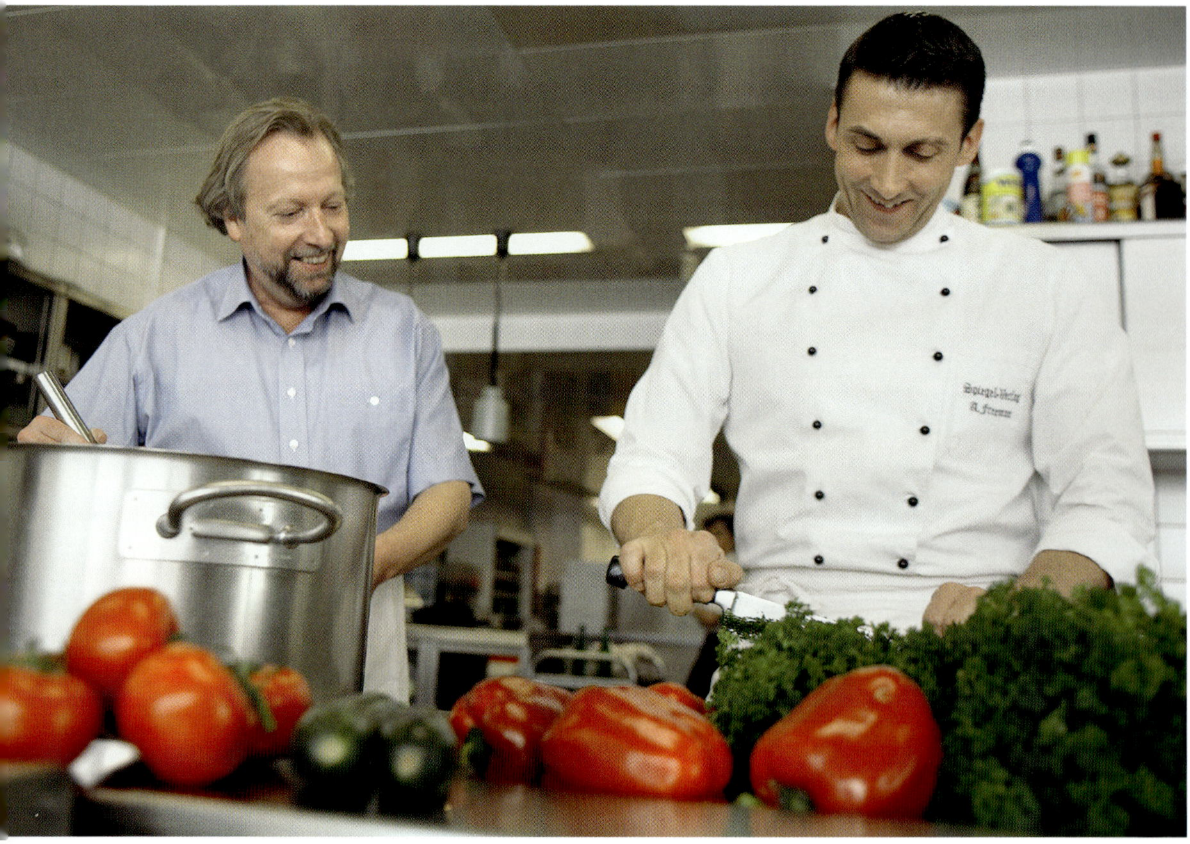

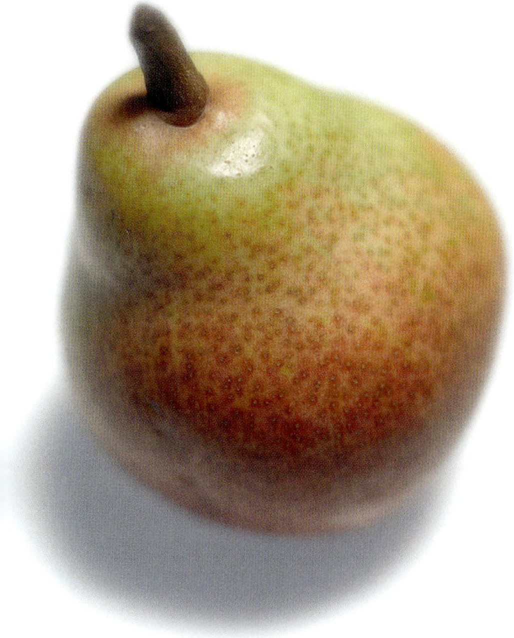

vorteilhaft, sich bei Geistesarbeit mit Traubenzuckertabletten einzudecken. Im „Blutzuckertief" hilft der schnelle Zucker zwar rasch aus dem Versorgungsdefizit heraus, besser ist es aber, rechtzeitig durch geschickte und dosierte Wahl kohlenhydrathaltiger Lebensmittel für einen kontinuierlichen Blutzuckerspiegel zu sorgen.

Auch die Glukose aus Lebensmitteln wie Vollkornbrot oder Obst schafft es bis zum Gehirn. Glukose wird beim Abbau der hauptsächlichen Nahrungskohlenhydrate Stärke, Haushalts- und Milchzucker mit unterschiedlicher Geschwindigkeit im Darm freigesetzt. Dabei ist entsprechend „verpackter" und von anderen Nährstoffen begleiteter Zucker über längere Zeit abrufbar – sorgt also für Langzeitenergie. Solche Lebensmittel sind grobkörnige Vollkornprodukte – insbesondere aus Hafer –, Hartweizenteigwaren al dente gekocht, viele Gemüsesorten, Hülsenfrüchte und wasserreiches Obst wie Äpfel, Beeren und Zitrusfrüchte. Weißbrot, zuckersüße Getränke und viele Süßigkeiten, aber auch gekochte Kartoffeln erhöhen dagegen den Blutzucker meist schnell und intensiv, wodurch das Blutzucker senkende Hormon Insulin verstärkt ausgeschüttet wird. Dadurch sinkt der Blutzucker rasch ab, die Konzentrationsfähigkeit sinkt und es entsteht Heißhunger auf Süßes.

Die richtigen Kohlenhydrate – solche mit günstigem glykämischen Index (GLYX) – beugen der Berg- und Talfahrt der Blutzuckerkurve am besten vor und sind so die ideale Langzeitenergie für Schule, Studium, Beruf, Marathonsitzungen im Büro oder während Tagungen.

Proteine – Brainbuilder und stoffliche Grundlage des Lernens

Die Hirnzellen bestehen zum Teil aus Proteinen, so der Fachname für Eiweiße. Damit der Körper stets genügend Eiweiß zur Verfügung hat, müssen mit der täglichen Nahrung Proteine bereitgestellt werden. Die besten Brainfood-Proteine stecken in fetthaltigem Meeresfisch (wegen der gleichzeitig vorhandenen Omega-3-Gehirnfettsäuren, siehe Seite 19), in magerem Fleisch und fettarmen Milchprodukten sowie im Hafer, in Hülsenfrüchten, Sojaprodukten und Nüssen.

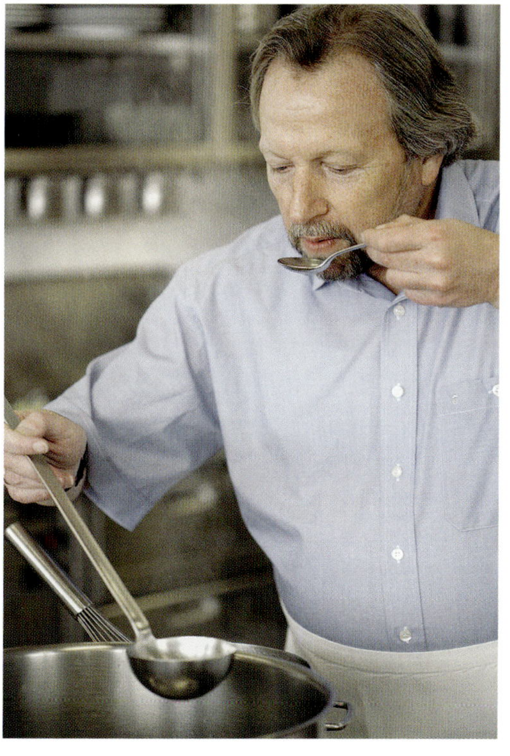

Eiweiß schafft die räumlichen und stofflichen Voraussetzungen für Lernen im Neuronennetzwerk. Wenn ein Gedächtnisinhalt gespeichert wird, steigt die Produktion bestimmter Eiweißstoffe in den Nervenzellen. Wissenschaftler bezeichnen deshalb die Eiweißstoffe, mit denen Informationen im Langzeitgedächtnis stofflich verankert werden, als „Gedächtnismoleküle".

Aminosäuren für die Nachrichtenübermittlung

Aminosäuren sind die Bausteine der Eiweiße und Vorstufen von bestimmten Hormonen und Nervenbotenstoffen (Neurotransmittern). Das sind flinke Kuriere im Nervensystem, die die biochemische Weitergabe von Informationen ins Gehirn und Nervensystem übernehmen. So wird z. B. aus der Aminosäure Tryptophan der entspannende und ruhevermittelnde Neurotransmitter Serotonin. Damit das Gehirn aus dem Rohstoff Tryptophan Serotonin gewinnen kann, müssen einige Voraussetzungen erfüllt sein: So bewirkt eine kohlenhydratreiche Mahlzeit die Ausschüttung von Insulin. Dieses Hormon begünstigt den Einstrom von Tryptophan aus dem Blut ins Gehirn und steigert somit die Serotoninbildung. Pasta, die gleichzeitig viel Kohlenhydrate und vergleichsweise wenig Protein enthalten, sind in diesem Sinne schmackhaftes „Mood-Food" und sollten zur Entspannung am besten abends mit einer leichten Gemüsesoße gegessen werden.

Fazit: Richtig essen für einen ruhigen, entspannten Tagesausklang setzt auf Kohlenhydratbetonung, leichte Mahlzeiten mit einer kleinen Eiweißbeilage am Abend. Übrigens: Auch bekannte Hausmittel wie ein Glas warme Milch mit Honig hat über den Serotonineffekt eine beruhigende, schlaffördernde Wirkung.

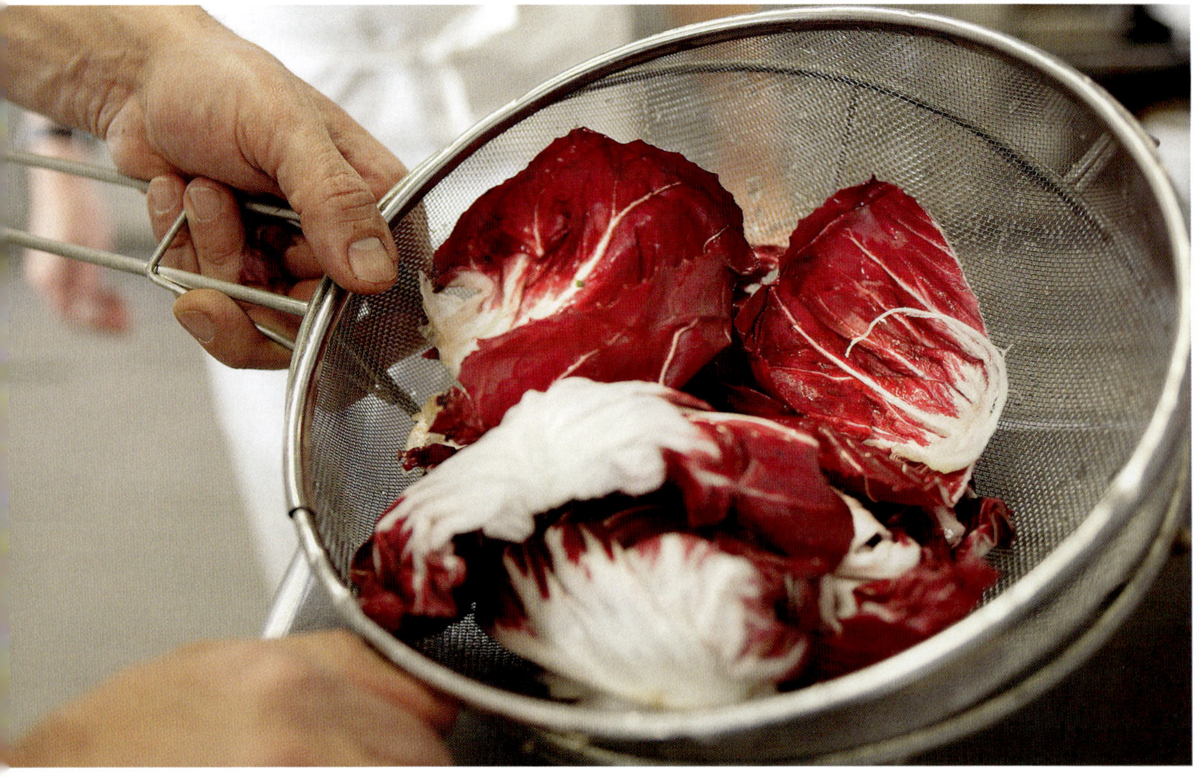

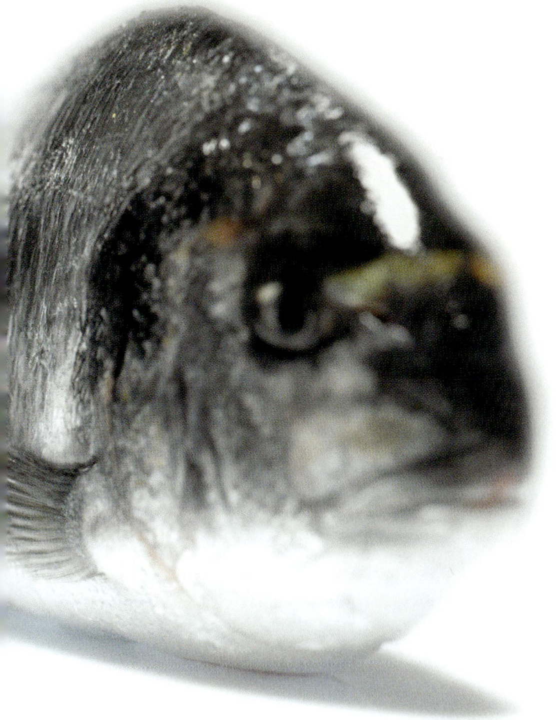

Richtige (Nährstoff-)Akzente setzen

Je nach Nahrungszusammensetzung kann es zu mengenmäßigen Veränderungen der hochwirksamen Botenstoffe im Blutkreislauf und im Gehirn kommen, wodurch Verhalten, Denken und Gefühlslage beeinflusst werden.

Wenn Sie kurzfristig eine Tätigkeit beansprucht, die äußerste Wachsamkeit und Konzentration verlangt, sollten Sie eine vorwiegend proteinreiche Mahlzeit wählen, die jedoch leicht verdaulich und nicht allzu üppig sein sollte. Ein umfangreiches Essen vermindert die Aufmerksamkeit und macht schläfriger als eine kleine Mahlzeit.

Ein leichtes Fischgericht mit Gemüsebeilage erfüllt diese Anforderungen, zumal Fischeiweiß im Vergleich zum Muskelfleisch von Säugetieren deutlich geringere Bindegewebsanteile aufweist und deshalb leichter verdaulich ist. Meeresfisch ist Brainfood von Natur aus. Er enthält das gesamte Spektrum essentieller Aminosäuren, B-Vitamine, das Antistressmineral Magnesium und das „aktivierende" Spurenelement Jod sowie mehrfach ungesättigte Omega-3-Fettsäuren.

Fazit: Regelmäßiger Fischgenuss macht cool, clever und hält gesund.

Ausgeschlafen und einsatzbereit mit Tyrosin

Die Aminosäure Tyrosin hat eine dem Tryptophan entgegengesetzte Wirkung. Sie ist ein „Wachmacher". Tyrosin kann einmal mit Nahrungseiweißen und zum anderen auch im Körper aus einem anderen Eiweißbaustein der Aminosäure Phenylalanin gebildet werden. Die Nahrungsquellen sind verschiedene eiweißreiche Lebensmittel wie Fleisch, Fisch, Eier, Käse, Nüsse und Sojabohnen.

Im Gegensatz zur Aminosäure Tryptophan bedarf Tyrosin allerdings nicht der Kohlenhydratvermittlung, um ins Gehirn zu gelangen. Eine Proteinmahlzeit erhöht immer den Tyrosinspiegel im Gehirn. Der wachmachende Effekt von Nahrungseiweiß ist also eine Tyrosin- bzw. Phenylalaninwirkung. Aus diesen Aminosäuren wird der für Wachsamkeit, Reaktionsschnelle und Konzentrationsfähigkeit zuständige hormonartige Wirkstoff Dopamin gebildet.

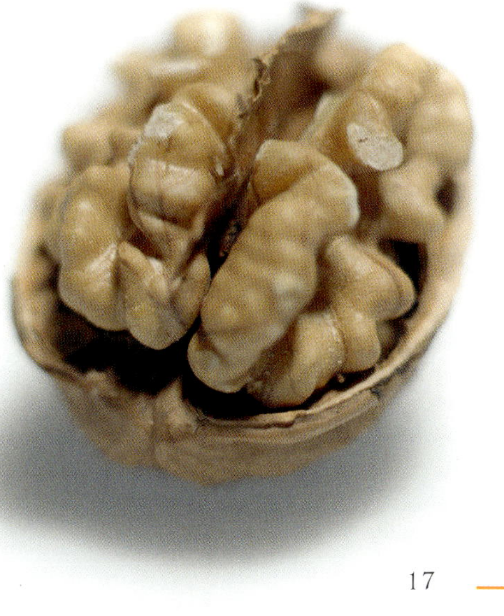

Brainfood Hafer

Haferflocken sind reich an Tyrosin. Außerdem ist der Nachweis erbracht worden, dass im Hafer bestimmte aminosäureabbauende Enzyme enthalten sind, die aus Tyrosin Dopamin bilden. Tyrosinhaltige Lebensmittel wie Hafer können über diese hormonellen Regelkreise möglicherweise die geistig-nervliche und körperliche Leistungsfähigkeit günstig beeinflussen und uns entspannter auf Stressreize reagieren lassen.

Das Gehirn braucht auch Fettbestandteile als Gerüst und „Schmiermittel"

Fette sind für den Körper hauptsächlich Energielieferanten. Bei Hirn-Sitzmenschen ist Fett als Dickmacher gefürchtet. Da das Gehirn seine Energie in erster Linie aus der „Verbrennung" von Glukose bezieht, scheint Fett für die Denkarbeit überflüssig zu sein. Doch unser Denkapparat braucht diesen Nährstoff als Baumaterial und bekommt das richtige Fett ab, wenn wir beim Essen auf das richtige Augenmaß und eine gute Qualität achten.

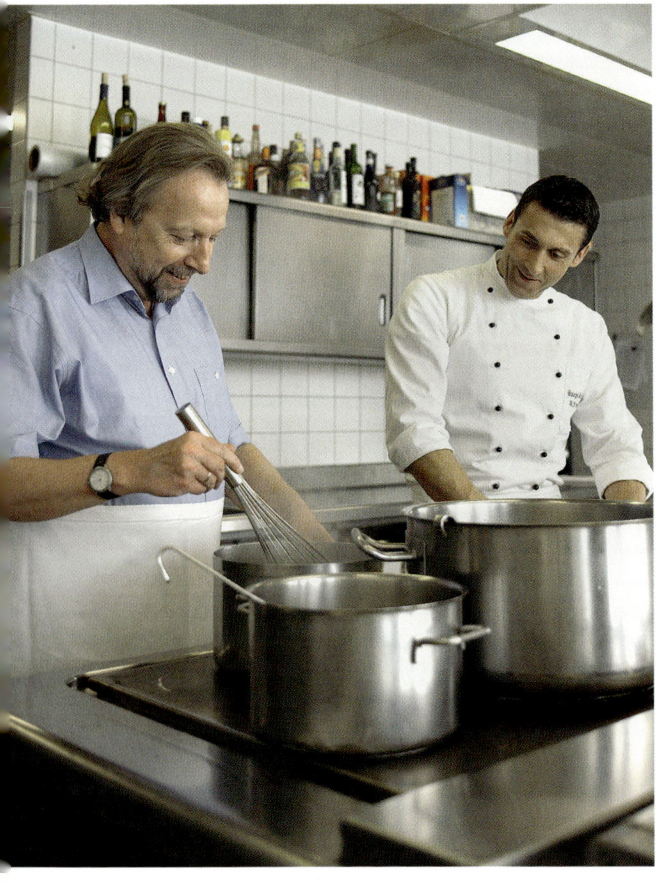

Gehirn- und Nervennahrung sind vor allem bestimmte mehrfach ungesättigte Fettsäuren, wie sie in hochwertigen Pflanzenölen und im Fett (Fischöl) von Kaltwasserfischen vorkommen. Einfach und mehrfach ungesättigte Fettsäuren halten das Cholesterin in Schach und die Blutgefäße gesund – eine unerlässliche Voraussetzung für eine gute Durchblutung des Gehirns.

Bausteine aller Fette sind Fettsäuren. Für die Qualität der Nahrungsfette sind die unterschiedlichen Fettsäurearten ausschlaggebend. Während ein hoher Verzehr bestimmter gesättigter Fettsäuren aus Wurstwaren sowie von gehärtetem Pflanzenfett zur Erhöhung der Blutcholesterinwerte beitragen kann, gelten einfach und mehrfach ungesättigte Fettsäuren aus Oliven- oder Rapsöl sowie aus Hering, Makrele und Lachs als Schutzfaktoren für Herz und Kreislauf, denn das Gehirn ist auf gesunde Blutgefäße und eine gute Durchblutung angewiesen. Immerhin besteht ungefähr die Hälfte der organischen Bestandteile unseres Gehirns und Nervensystems aus Fettbestandteilen. Dort erfüllen diese spezifischen Gehirnlipide Gerüst- und Schmiermittelfunktionen sowie eine spezifische Bindungsfähigkeit für Nervenbotenstoffe.

Zunächst sind Fettbestandteile, sogenannte Phospholipide, also Fette mit einem Phosphoranteil, für den Aufbau der Zellmembranen verantwortlich. Die Art der am Phospholipidaufbau beteiligten Fettsäuren entscheidet über die korrekte Funktion der Zellmembranen und verdeutlicht bildhaft, was mit „Schmiermittel" gemeint ist. Membranphospholipide mit hohem Gehalt an mehrfach ungesättigten Fettsäuren haben Einfluss auf die Zellmembranfluidität, wodurch diese durchlässiger, flexibler, „flüssiger" werden. Dieser Zusammenhang ist deshalb so wichtig, weil alle Zellfunktionen wie Stoffaustausch sowie Informationsweitergabe und Informationsspeicherung im Zentralnervensystem behindert werden, wenn die Zellmembranfluidität verringert ist.

Die Gehirnfettsäuren

Langkettige, mehrfach ungesättigte Omega-3-Fettsäuren (Eicosapentaensäure, EPA, und Docosahexaensäure, DHA) aus marinen Quellen (insbesondere aus Kaltwasserfischen) sind die Schlüsselsubstanz für die Heranbildung des menschlichen Gehirns und des modernen Homo sapiens.

Omega-3-Fettsäuren sind wichtige Bestandteile von Nerven- und Gehirnzellen sowie der Retina (Netzhaut). Da es sich um essentielle Nährstoffe handelt, müssen sie in ausreichender Menge mit der Nahrung aufgenommen werden. Dies gilt vor allem für schwangere oder stillende Frauen, da speziell die Omega-3-Fettsäure Docosahexaensäure (DHA) entscheidend für die embryonale und frühkindliche Entwicklung des Gehirns und der Sehleistung ist. DHA wird daher zu Recht als die Gehirnfettsäure bezeichnet.

Empfehlung: Zwei Portionen fetthaltiger Kaltwasserfisch pro Woche. Wer so viel Fisch nicht mag oder gar keinen Fisch isst, kann ergänzend auf mit Omega-3-Fettsäuren angereicherte Functional Foods, zum Beispiel Omega-3-Brot, Omega-3-Margarine oder Omega-3-DHA-Eier zurückgreifen oder auf Kapseln mit Fischöl oder DHA-Algenöl.

Nachdem das Kapitel Fett entsprechend „Gehirnschmalz" gefordert hat, bekommt der Denkapparat nun vitaminfrische leichte Kost.

B-Vitamine sind Nervenvitamine

Damit Körper und Geist stets richtig funktionieren, benötigen wir selbstverständlich die gesamte Palette der 13 Vitamine, weil sie in alle Stoffwechselvorgänge eingreifen und unsere Gesundheit schützen. Zu wenige Vitamine

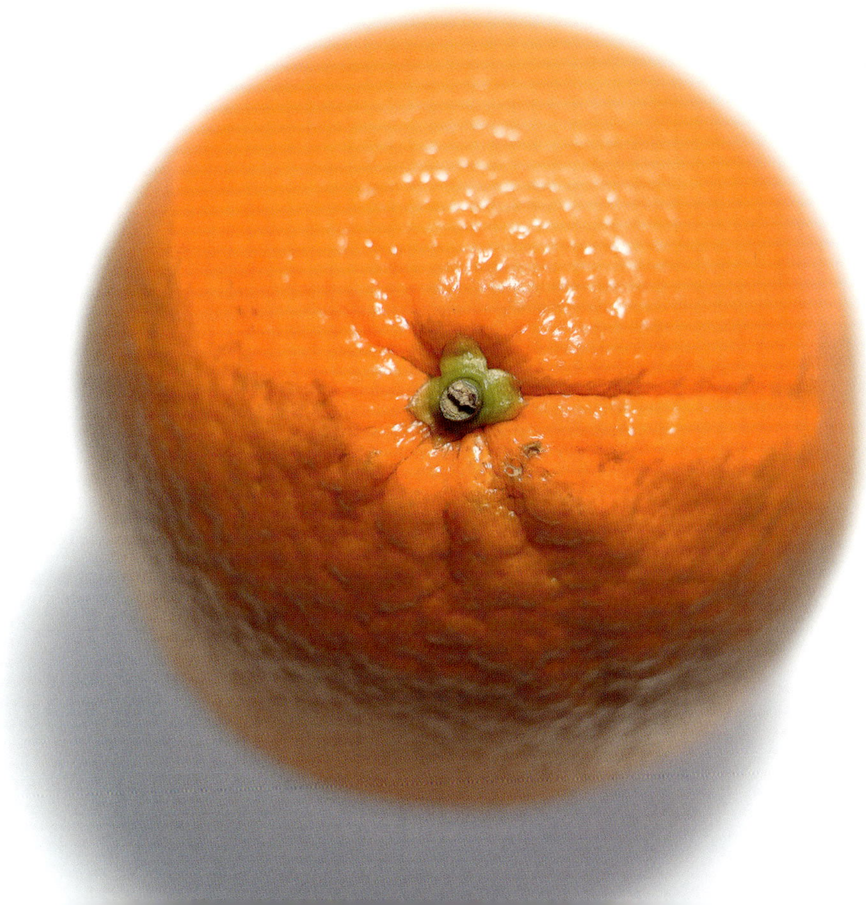

bringen Geist und Seele ins Defizit. Indizien für eine beginnende Vitaminverarmung können nach psychologischen und arbeitsmedizinischen Erkenntnissen sein:

- Nervosität,
- erhöhte Reizbarkeit,
- labile Stimmung,
- Müdigkeit,
- depressive Zustände,
- schlechtere Merkfähigkeit,
- Antriebsschwäche,
- Schlafstörungen,
- Abgeschlagenheit,
- verminderte Hell-Dunkel-Anpassungsfähigkeit der Augen (z. B. bei Bildschirmarbeit),
- Blendstörungen und
- Hörstörungen.

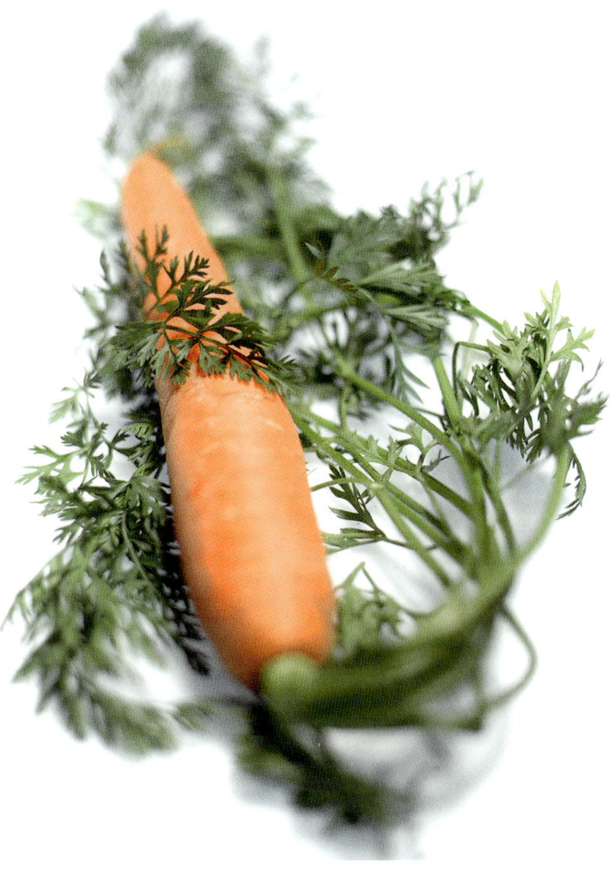

Wie wirken Vitamine im Gehirn und Nervensystem?

Lange wurden die Vitamine B1, B6 und B12 geradezu als „neurotrope Vitamine" bezeichnet. So haben die B-Vitamine als Coenzyme (Enzymbestandteile) eine besondere Bedeutung im Energiestoffwechsel des Nervensystems. Die Energieproduktion im Gehirn ist glukoseabhängig, und Vitamin B1 gilt als Katalysator des hohen Glukoseumsatzes der Gehirn- und Nervenzellen. Eine kohlenhydratreiche Ernährung ohne genügend Vitamin B1 bliebe als Nervennahrung nur eine halbe Sache. Während Traubenzucker, Fruchtzucker, Honig, Haushaltszucker und auch Weißmehlprodukte kein Vitamin B1 mitliefern, bieten Vollkornprodukte die passende Kombination aus Langzeit-Kohlenhydrat-Energie und dem dazugehörenden Katalysator-Vitamin.

Wenn aus der Aminosäure Tryptophan der Neurotransmitter Serotonin gebildet wird, wirkt Vitamin B6 als Coenzym mit. Es wird von einweißreichen Lebensmitteln wie Fleisch, Fisch, Ei, Milch, Käse und Hülsenfrüchten mitgeliefert. Vitamin B12 ist ebenfalls für die Funktionserhaltung des Nervensystems wichtig. Bei älteren Menschen kann ein fortgesetzter Mangel zu Nervendegeneration und leichter Depression führen.

Schutzstoffe für Gehirn- und Nervenzellen

Sauerstoff ist einerseits lebensnotwendig für unser Gehirn, andererseits können besonders reaktionsfreudige aggressive Sauerstoffverbindungen als sogenannte freie Radikale ernsthaft Schadwirkungen verursachen. Um diese unerwünschten Sauerstoffradikale in Schach zu halten, benötigen wir Antioxidanzien aus Gemüse, Obst und hochwertigen Pflanzenölen. Die darin enthaltenen Vitamine C und E sowie die bioaktiven Pflanzenstoffe Carotinoide und Polyphenole sind zum Beispiel in Form eines mediterranen Salats unverzichtbares Brainfood.

Ernährungsempfehlungen raten zu fünf Portionen Obst und Gemüse täglich und zwar

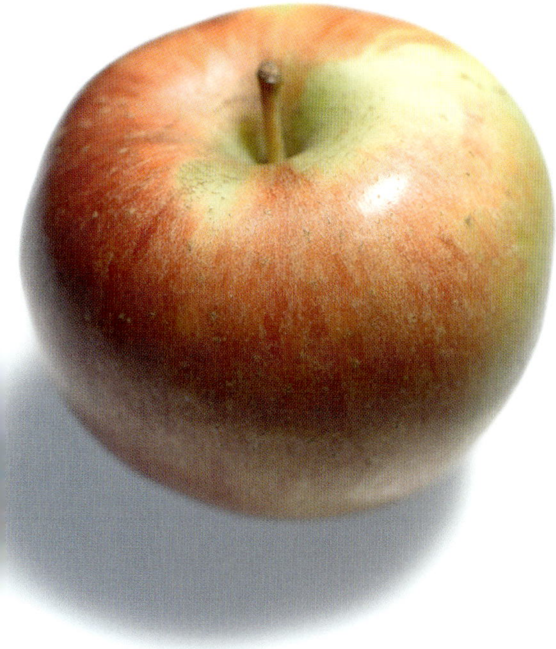

am besten bunt gemischt nach den drei Ampelfarben: grün, gelb und rot.

Mineralstoffe für den Geist

Mineralstoffe sind anorganische essentielle Nährstoffe und werden in die beiden Gruppen Mengen- und Spurenelemente eingeteilt. Wie bei den Vitaminen gilt: Ohne Mineralstoffe können Geist und Körper nicht richtig funktionieren. Wegen ihrer besonderen Bedeutung für Nerven und Gehirn soll jeweils ein Vertreter der Mengenelemente und Spurenelemente ausführlicher vorgestellt werden.

Magnesium – das Antistress-Mineral

Magnesium ist ein Allround-Könner im Stoffwechsel. Magnesiumionen aktivieren ca. 300 Enzyme. Von besonderem Interesse ist die Bedeutung von Magnesium als Antistress-Mineral. Sportler wie Schreibtischtäter profitieren von magnesiumreichem Mineralwasser (etwa 100 mg und mehr Magnesium pro Liter; auf das Etikett achten!), wenn Sie es mit Apfelsaft im Verhältnis 2:1 mischen. Dieser fitnessgerechte Durstlöscher ist ein ideales Bürogetränk.

Was die mentale Leistungsfähigkeit betrifft, so können Schlafstörungen, rasche Ermüdbarkeit, Unlust, Konzentrationsschwäche und Nervosität Magnesiummangelfolgen sein. Hohe Stressbelastungen mit erhöhter Stresshormonausscheidung führen zu einer Magnesiummobilisierung aus den Geweben und zu einer vermehrten Ausscheidung über die Nieren. Auch alkoholische Getränke heben bekanntlich die Magnesiumausscheidung über die Nieren kräftig an, so dass bei schlechter Ernährungsversorgung der Körper am nächsten Tag mit Kopfdruck, Unkonzentriertheit bis zu Koordinationsschwierigkeiten reagieren kann. Längerfristig kann es so zu Magnesiumdefiziten kommen. Ein Anstieg des Magnesiums im

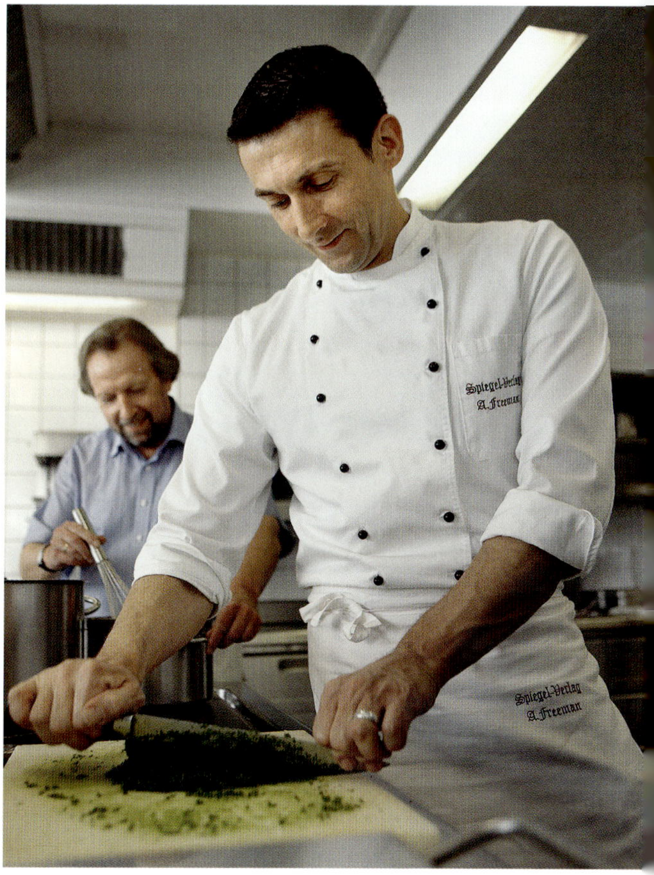

Blutserum wirkt dagegen stressdämpfend und vermindert die negativen Stresswirkungen. Damit trägt die Stressbremse Magnesium zur physiologischen Entspannung bei.

Magnesium ist der Fitmacher aus pflanzlicher Nahrung. Neben magnesiumreichem Mineralwasser sind pflanzliche Lebensmittel die besten Magnesiumquellen. Essen Sie deshalb bevorzugt Vollkornprodukte, alle grünen Gemüse, Hülsenfrüchte, Nüsse und Ölsaaten mit Augenmaß oder ergänzen Sie Ihre Nahrung mit GRANDELAT magnesium direkt.

Flotter Sauerstofftransport mit Eisen

Damit unser Gehirn einwandfrei funktionieren kann, muss es andauernd mit Energie versorgt werden, vor allem mit Sauerstoff, der unserer Denkzentrale ständig über den Blutkreislauf zugeführt wird. Im Gehirn gibt es so gut wie keine Reserven an Sauerstoff und Glukose, so dass diese intensive Gehirndurchblutung lebenswichtig ist! Wird der Blutstrom unterbrochen, können wegen des Sauerstoffmangels binnen weniger Sekunden Bewusstlosigkeit und innerhalb weniger Minuten unheilbare Zerstörungen im Gehirn auftreten. Jeder fünfte Atemzug dient der Versorgung unseres Gehirns.

Das lebensnotwendige Spurenelement Eisen übernimmt wichtige Aufgaben beim Transport von Sauerstoff im Blut. Fleisch ist einer der besten Eisenlieferanten wegen seines gut verfügbaren Hämeisens (das im roten Blutfarbstoff gebundene Eisen). Aber auch pflanzliche Lebensmittel, insbesondere Cerealien und Gemüse, sind eisenhaltig. Kombiniert mit Vitamin C ist die Verwertbarkeit des pflanzlichen Eisens verbessert. Bei Eisenmangel ist die mentale Leistungsfähigkeit beeinträchtigt, man wird müder und unkonzentriert.

Trinken für den Verstand!

Wasser ist an sämtlichen Stoffwechselvorgängen beteiligt. Wer zu wenig trinkt, wird dies auch an seiner nachlassenden Konzentrationsfähigkeit bemerken. Hätten Sie gedacht, dass unser Gehirn zum Großteil aus Wasser besteht? Wenn das Blut eindickt, verschlechtert sich die Transportleistung für Sauerstoff und Nährstoffe zum Gehirn. Durchblutungsstörungen, Kopfschmerzen und eine nachlassende Vitalität sind möglich. Trinken Sie regelmäßig über den Tag verteilt – am besten Wasser, gut verdünnte Säfte sowie leicht gesüßte Teegetränke, insbesondere Grüntee und Kräutertees.

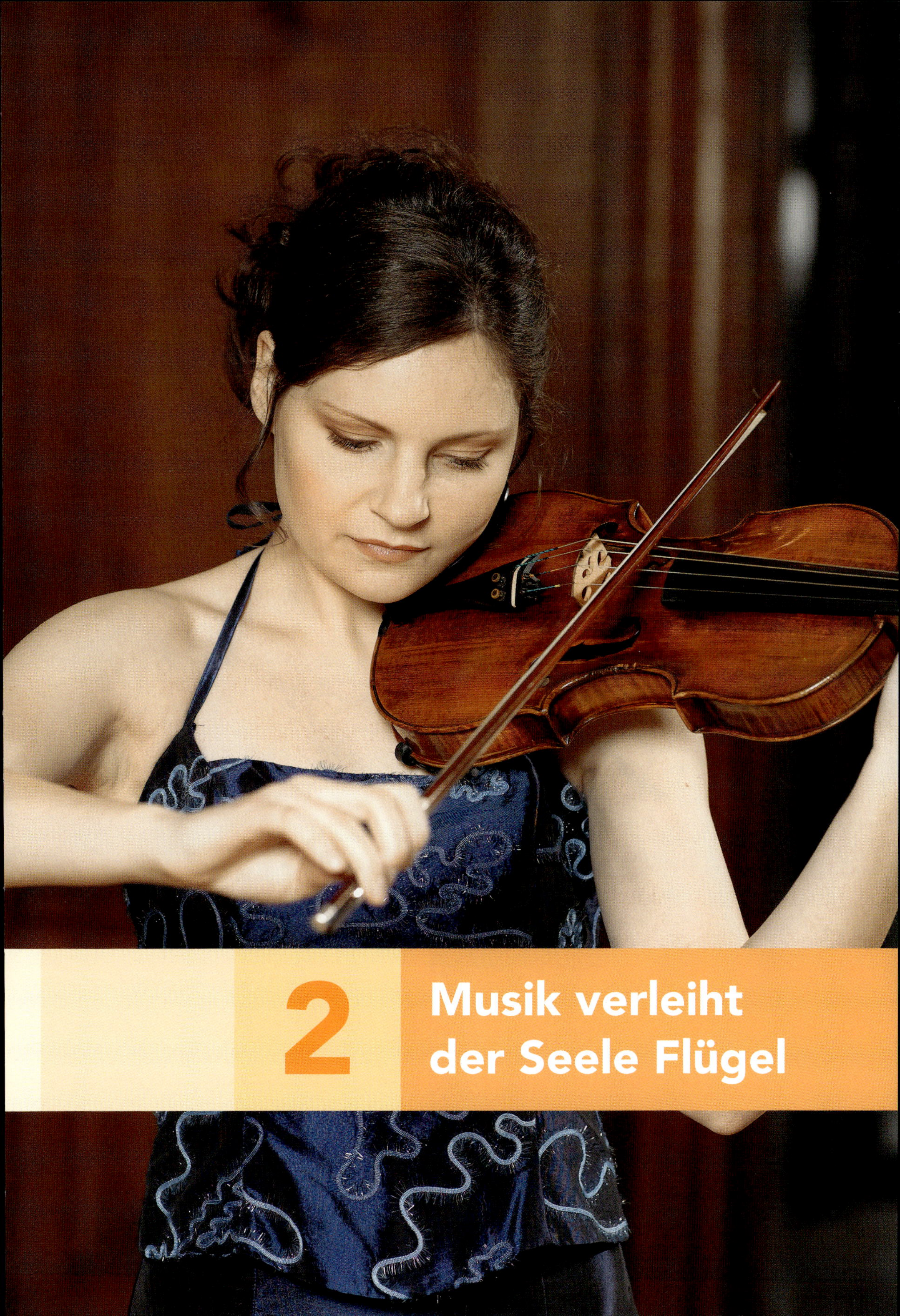

2 Musik verleiht der Seele Flügel

„Jeder braucht Musik" – unter diesem Titel hat Hermann Rauhe jahrelang eine Fernsehreihe mit jungen Talenten moderiert, die gezeigt hat, wie tief Musik wirkt. Sie erreicht das Herz jedes Menschen, denn jeder ist empfänglich für „seine" Musik, die zu ihm passt, auf die er gestimmt ist, die zu seiner Lebensmelodie geworden ist. Musik kann Menschen bewegen, erfreuen, zum Klingen und ins Schwingen bringen, Brücken bauen zwischen ihnen, verschlossene Herzen öffnen, aus seelischen Zwangslagen befreien. Sie tröstet Traurige, beflügelt Fröhliche. Wer sie hört und sich ihr hingibt, dem schmilzt das Eis ums Herz, bei dem taut Erstarrung, dessen müde gewordene Gefühle werden munter.

Musik ist das intensivste Mittel der Verständigung. Sie ergreift, packt uns ganz, bezieht alle unsere Sinne mit ein und weckt sie auf. Musik kann „komponierte Liebe" sein, beispielsweise Musik von Schubert und Mozart, z. B. das C-Dur-Quintett. Musik ist die Sprache der Liebenden. Die ungezählten Liebeslieder in allen Kulturen und Völkern zeigen das genauso wie die Schlager, die nichts anderes sind als Variationen des einen Themas: „Ich liebe dich!" Sie bringen das ganze Leben mit seinen Forderungen und seinen Chancen auf den Satz des berühmt gewordenen Songs der Beatles: „All you need is love".

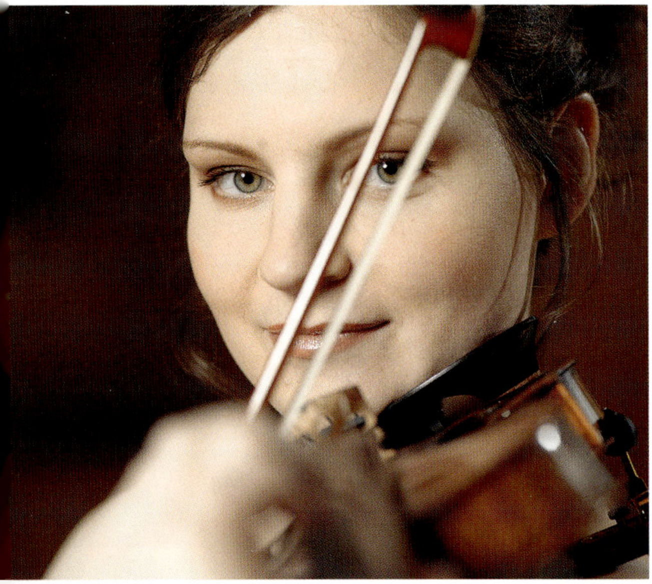

Musik für Gesundheit und Wohlbefinden

Für unser Wohlbefinden und unsere Gesundheit spielt Musik eine besondere Rolle. Warum? Weil der Mensch rhythmisch-musikalisch programmiert ist. Viele grundlegende Körperfunktionen sind rhythmisch gesteuert. Vom rhythmischen System unseres Körpers hängt unsere Gesundheit ab.

Nehmen wir das Herz. Durch Anziehung und Abstoßung des Blutes entsteht ein Kreislauf. Er bildet die Grundlage unseres Lebens. Steht diese „Herzuhr" still, ist unsere Lebenszeit beendet. Ebenso ist das Atmen mit dem Zusammenziehen und der Dehnung der Lunge sowie dem Pumpen frischen Sauerstoffs rhythmisch geprägt. Das ist genauso lebenswichtig wie der Herzschlag und außerdem seelisch bedeutsam! Wir müssen atmen, wenn wir sprechen und singen wollen. Yehudi Menuhin sagte: „Singen ist die erste und universelle Muttersprache aller Menschen." Denn Singen macht uns zum Klangkörper, es bringt Körper, Seele und Geist in Schwingung. Singen beseelt und bewegt, es verbindet Menschen miteinander und befreit aus Zwängen, Isolation und Einsamkeit.

Bewegung und Musik

Neben dem Singen ist es das Tanzen, das viele Menschen beglückt. Tanzen hält fit und gesund. Die Musik bringt den ganzen Menschen in Bewegung und schafft Kontakt zur Partnerin oder zum Partner. Viele haben sich beim Tanzen, oft in der Tanzstunde, kennen und lieben gelernt. Ihre Herzen öffneten sich, wenn die Lieblingsmelodie gespielt wurde. Für sie wurde diese Musik zur Musik ihres Lebens – und begleitete sie fortan. Sie geraten in Hochstimmung. Schöne Erinnerungen an glückliche Zeiten werden wach, wenn sie ihre Lieblingsmelodie – oft nach vielen Jahren – wieder hören.

Musik wirkt auf das Gehirn

Aber nicht nur Singen und Tanzen kann gesunderhaltend wirken. Auch das aktive Hören von Musik kann Wunder wirken, weil eine enge Verbindung zwischen dem Gehörten und dem Limbischen System, also der Gefühlsebene, besteht. Dabei ist die akustische Verbindungsschiene vom Ohr zur rechten Hirnhälfte besonders intensiv und aktiv, zumal das Gehörsystem außerordentlich empfindsam ist. Die Hörzellen reagieren schon auf Reizenergien, die um ein Vielfaches kleiner sind als bei Berührungsreizen. Die hohe Sensibilität rührt daher, dass der menschliche Gehörsinn von

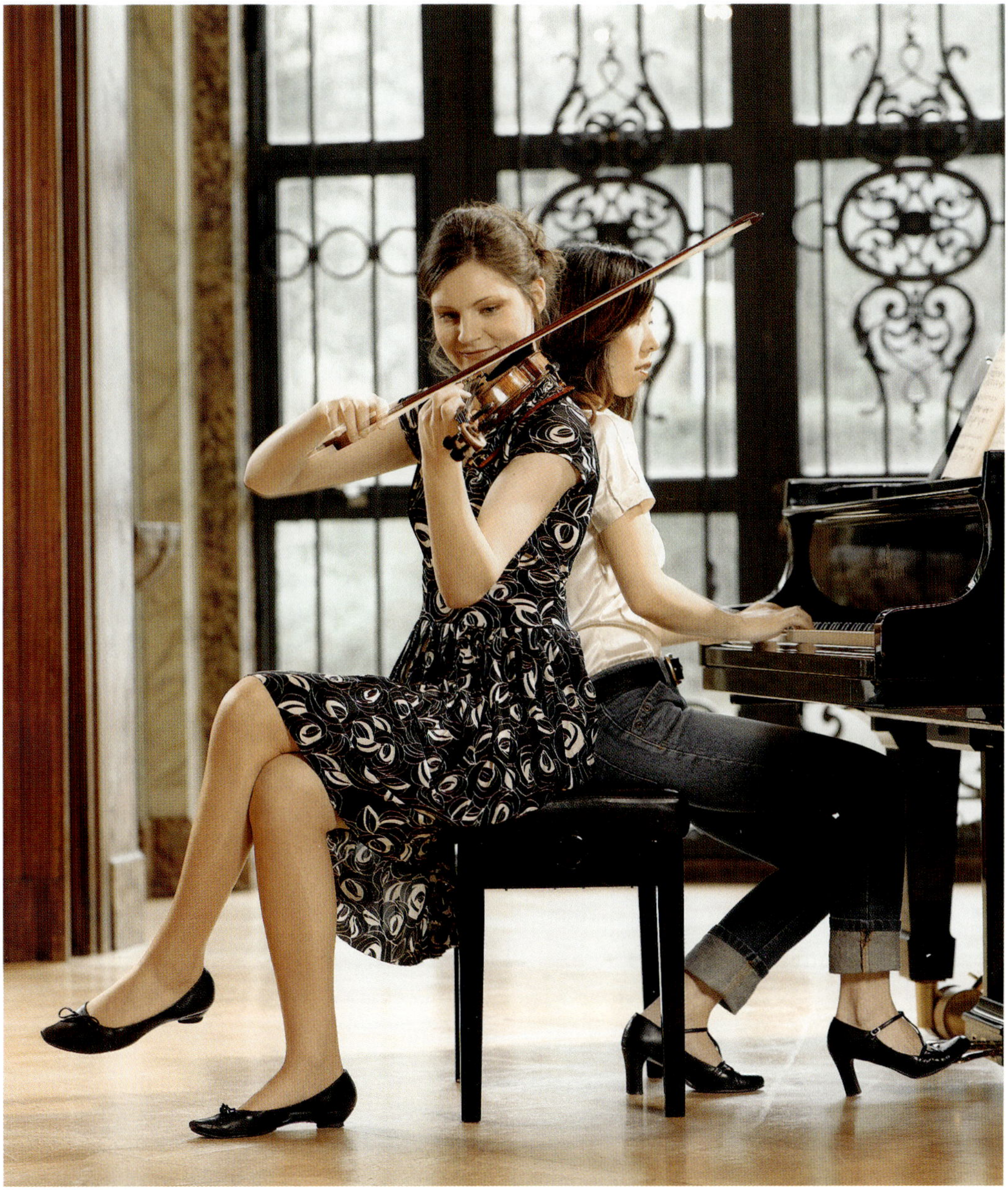

der Natur als Warnsinn installiert wurde. Aus diesem Grunde können wir die Ohren, anders als die Augen, nicht schließen. Was ursprünglich der Sicherheit diente, wird uns in Zeiten audiovisueller Reizüberflutung und akustischer Glocke zur Last. Schutzlos sind wir Geräuschen und Klängen ausgesetzt. Darum müssen wir immer wieder die Stille suchen und unsere Ohren von Alltagsgeräuschen, Unerwünschtem und Überflüssigem „reinigen", „auf die Stille hören", auf unsere innere Stimme horchen. Zur Musik gehört auch die Pause.

Wie stark und nachhaltig Musik unser Leben prägen kann, wurde dem Autor Hermann Rauhe am Beispiel eines halbseitig gelähmten Schlaganfallpatienten deutlich. Der berühmte Neurologe und die Bewegungstherapeutin bemühten sich lange Zeit vergeblich, das gelähmte linke Bein zu reaktivieren. Keine der bewährten Behandlungsmethoden half, bis der Arzt auf die Idee kam, die Ehefrau des Patienten, eines damals sechzigjährigen Berufsoffiziers, nach dessen Lieblingsmelodie zu fragen. Sie stutzte zunächst. Dann fiel ihr ein, dass sie ihren Mann in der Tanzstunde kennen gelernt hatte. Sie tanzten besonders gern Tango miteinander. Und ihre Lieblingsmelodie war der damals gerade populäre Schlager „O Donna Clara". Als der Patient diese Melodie hörte, strahlte er zum ersten Mal, seit er in der Reha-Klinik war und – oh Wunder! – sein gelähmtes Bein begann unter dem Eindruck dieser antriebsfördernden Melodie ganz schwach, aber deutlich sichtbar zu zucken und sich zu bewegen. Melodie und Rhythmus gingen ihm „unter die Haut" und „in die Beine"!

Die Wirkung von Musik bewegt sich zwischen Antrieb (Motivation) und Entspannung (Meditation). Sie erfasst Körper, Geist und Seele zugleich. Darauf beruht ihre bewegende und befreiende, helfende und heilende, entspannende und entkrampfende Funktion. Wenn wir beim aktiven Musikhören oder Musizieren unsere (manchmal verborgene) angeborene Musikalität freisetzen, mit der Musik mitschwingen, mobilisieren wir die in uns schlummernden Heilkräfte. Was den Antrieb (Motivation) angeht, so gibt es spezifische musikalische Strukturen, zum Beispiel den motorisch pulsierenden Grundschlag, der als Schrittmacher für den rhythmischen Einsatz des rechten und linken Beins dient. Antriebsfördernd sind Tanzmusik, Folklore, Rock- und Popmusik, aber auch populäre Stücke der Klassik – vom Barock bis zur Moderne.

Musik als Therapie

Dass die Wirkung der Musik auf uns Menschen so groß ist, dass sie sogar therapeutisch eingesetzt werden kann, lässt sich bis in die frühesten Zeiten belegen. Seit mindestens 3000 Jahren wissen Menschen, dass Musik psychische und vegetative Auswirkungen hat, die man gezielt einsetzen kann. Naturvölker führen alle Geschehnisse in der Natur und im menschlichen Leben auf den Einfluss magischer Kräfte zurück. In dieser mythischen und magischen Welt spielt Musik als Teil des Rituals eine große Rolle. Eine besonders wichtige Stellung nehmen Heilgesänge des Medizinmannes ein, der Rhythmus seiner Rasseln und Klappern. Pythagoras stellte für seine Gefährten sogenannte „Zurüstungs- und Zurechtweisungsmusik" zusammen. Dazu gehörten bestimmte Melodien, die – wenn sie „in der rechten Weise" verwendet wurden – gegen Mutlosigkeit, Kummer, Zorn und übermäßige Affekte wirken sollten.

Wissenschaftlich stichhaltige Begründungen für Heilerfolge durch Musik und exakte empirische Nachweise ihrer Wirkungen konnten natürlich erst in jüngerer Zeit durch neurophysiologische und experimentalpsychologische Untersuchungen geliefert werden. Elektronische Messinstrumente (EKG, EEG u. a.) dokumentieren deutliche Änderungen der Herz- und Kreislaufparameter (Pulsfrequenz, Blutdruck), Atemfrequenz, Muskelspannung und andere physiologische Reaktionen.

Gezielter Einsatz von Musik

Entscheidend für einen gezielten Einsatz von Musik im täglichen Leben (beim Arbeiten, Autofahren, Entspannen) wie in der Therapie ist die jeweilige Disposition und Persönlichkeitsstruktur des Hörers, des Nutzers, des Antrieb oder Entspannung Suchenden. Sie ist geprägt durch die musikalische Lebensgeschichte: Jeder Mensch verknüpft bestimmte wichtige Erlebnisse und Erfahrungen mit bestimmten Musikstücken. Sie prägen und gestalten die musikalische Biographie in besonders starkem Maße und gewinnen einen großen Einfluss auf die Sozialisation und Persönlichkeitsentwicklung des Menschen.

Das gilt in besonderem Maße für die Phase der Pubertät: Gerade in diesem Lebensabschnitt wird der heranwachsende Mensch durch Musik geprägt, er saugt sie gleichsam auf. Sie wird zu einem wichtigen Teil seiner Persönlichkeit, seines Wesens, seiner Empfindungswelt. Solche musikalischen Eindrücke, die sich mit wichtigen Erfahrungen und Erlebnissen verknüpfen, wirken ein Leben lang. Deshalb ist es wichtig, vor dem gezielten Einsatz von Musik die musikalische Lebensgeschichte zu betrachten. Sie ist die Grundlage für den Einsatz von Musik für Menschen, die sich Antrieb oder Entspannung erhoffen. Allerdings ist es sehr schwierig, vorgeformte „Rezepte“ zu formulieren, da die konkrete Situation des Musikeinsatzes immer wieder neu und anders ist. Festzuhalten bleibt, dass die Wirkung von Musik nicht allein von ihrer Struktur und Beschaffenheit, sondern auch von den lebensgeschichtlichen Voraussetzungen und von der konkreten Situation abhängt, in der sie erklingt.

Beethoven und Mozart gegen Stimmungstiefs

Die Wirkung der Musik auf Köper und Geist kann auch zur Beeinflussung negativer Stimmungen eingesetzt werden. Hierfür seien drei Beispiele genannt: Ludwig van Beethovens berühmte 5. Sinfonie ist hervorragend geeignet, aus einem Stimmungstief herauszuführen. Den Weg, den dieses Werk durchschreitet, hat Beethoven mit „per aspera ad astra“ beschrieben, durch Nacht zum Licht! Wichtig ist, dass die Musik den Menschen stimmungsmäßig dort abholt, wo er ist. Der erste Satz, von dem

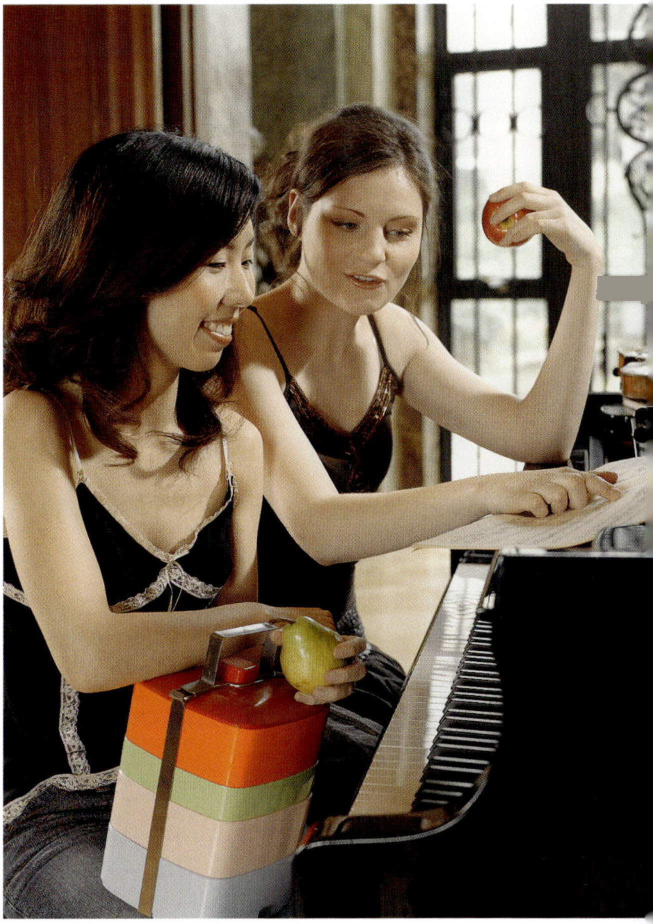

Beethoven gesagt haben soll „So pocht das Schicksal an die Pforte“, beginnt mit dem sogenannten „Klopfmotiv“, in einer düsteren Stimmung, besitzt aber zugleich alle denkbaren antriebsfördernden Wirkungsqualitäten. Dazu gehören u. a. der Auftakt, die Wiederholung des Anfangstones oder die elementare Wirkung des melodischen Intervalls der fallenden Terz („Kuckucksruf“). Durch die sinfonische Entwicklung des Werkes führt Beethoven aus der verzweifelten Situation des 1. Satzes heraus und besiegt das Schicksal. Der letzte Satz bringt den Durchbruch zu strahlendem C-Dur, zum Licht. Die stimmungsaufhellende Wirkung des letzten Satzes beruht auf dem sieghaften Charakter des Hauptthemas mit aufsteigendem Dreiklang und punktiertem

Rhythmus und der strahlenden Instrumentation mit Pauken und Trompeten, um nur zwei Merkmale zu nennen.

Eine ähnliche Wirkung geht von Mozarts g-moll-Sinfonie aus. Die durch Vorhalte und anapästischen Rhythmus (kurz-kurz-lang) geprägte Melodik des 1. Satzes verbreitet eine melancholische Stimmung. Trotzdem besitzt Mozarts Musik viele antriebsfördernde Elemente in Melodik, Harmonik und Rhythmik, die den Hörer mitreißt und ihm Impulse verleiht. Bildlich gesprochen stellt die Musik in ihrem Verlauf den Hörer auf die Beine. Melancholie verwandelt sich in Energie, Niedergeschlagenheit in vorausblickende Zuversicht.

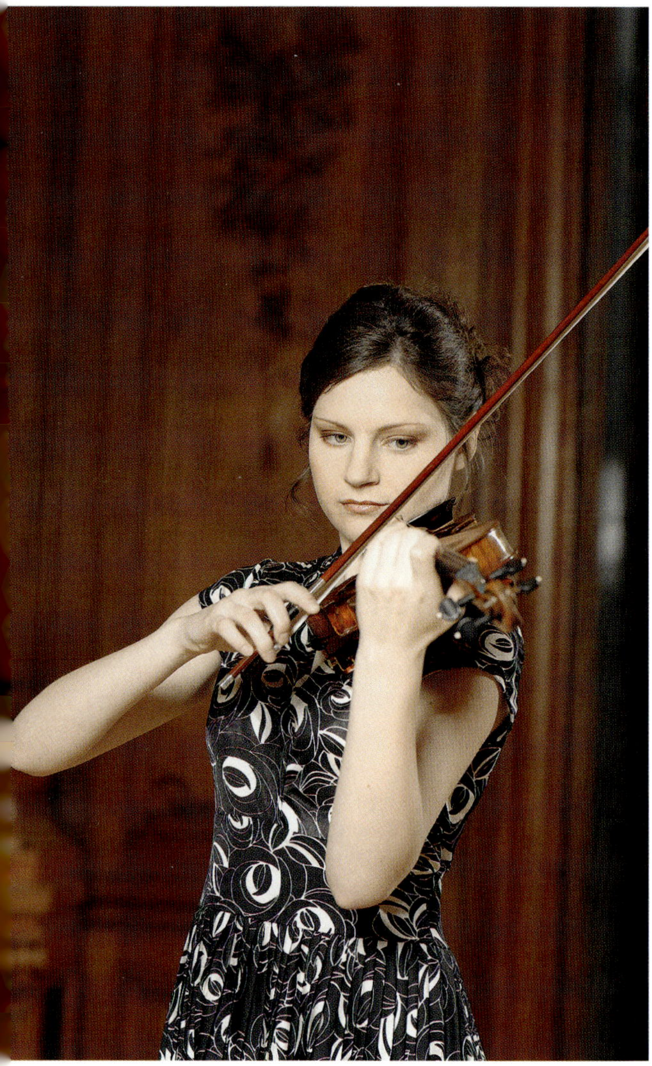

Oder Maurice Ravels Bolero, der zu den populärsten Stücken klassischer Musik gehört. Er kann als Prototyp antriebsfördernder Musik gelten. Schon der erregende Bolero-Tanzrhythmus würde als optimales Antriebselement ausreichen. Hinzu tritt der geniale Wurf einer Melodie, von der ebenfalls eine unglaubliche Faszination ausgeht. Sie ist orientalisch geprägt und transportiert eine geballte Ladung exotischer Assoziationen. Der weitgespannte Bogen, den die originelle Melodie vollzieht, wird von einer zwischen zwei Akkorden hin- und herpendelnden Harmonik unterstützt. Diese stetige Pendelbewegung erzeugt eine Eintönigkeit, von der eine fast hypnotische Wirkung ausgeht. All das wird noch verstärkt durch die Instrumentation und die Dynamik (Lautstärke), die über eine Viertelstunde lang eine einzige ununterbrochene Steigerung bewirken.

Musik wirkt auf vielfältige Weise

Das Gesagte verdeutlicht, warum Musik beflügelt. Sie spricht den ganzen Menschen an. Sie aktiviert den Körper, regt den Geist an und vermag das Seelische ins Gleichgewicht zu bringen. Musik vermittelt Eigenschaften und Fähigkeiten, die ein sinnerfülltes Leben ermöglichen. Aktives Zuhören und Eingehen auf andere Menschen, geübt beim gemeinsamen Singen, beim aufmerksamen Musikhören und beim Musizieren, fördern die allgemeine Wahrnehmungs- und Erlebnisfähigkeit, aber auch soziale Sensibilität und Kreativität. Musik schafft Beziehungen, weil sie selbst ein Beziehungsgefüge von Rhythmen, Tönen, Klängen, Formen, Bewegungsabläufen und Stimmen ist und weil sie auf Vermittlung und auf Kommunikation angewiesen ist.

Musik als die immateriellste aller Künste hilft uns, über die irdische und materielle Realität hinaus in geistige Gegenwelten vorzudringen. Sie ist Traum und Wirklichkeit zugleich, macht Übersinnliches sinnlich erfahrbar. Sie ist ein Fenster für den Blick ins verlorene Paradies.

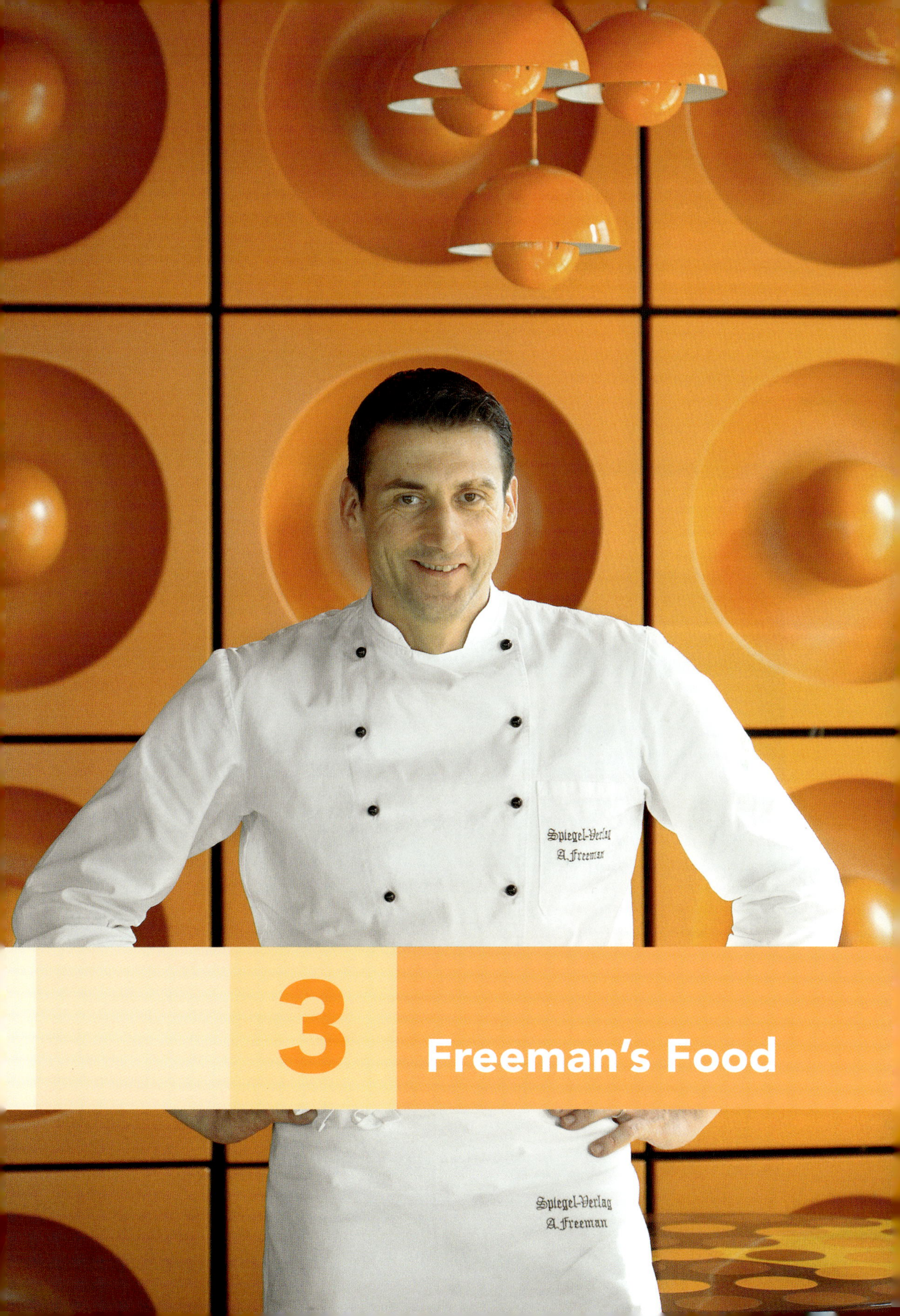

3 Freeman's Food

Intelligent essen im Tagesverlauf

Jede Mahlzeit hat ihre ganz spezielle Funktion. So gibt das Frühstück Startenergie für den Arbeitstag, bei Zwischenmahlzeiten und am Mittag können Sie entsprechend nachtanken und abends sorgt das Essen schließlich für Entspannung und Regeneration.

Mit einem kohlenhydratbetonten und leicht mit Eiweiß ergänzten Frühstück (zum Beispiel Hafermüsli mit Joghurt und frischem Obst) kommen Sie morgens in Schwung und Ihre Energiekurve bekommt den richtigen Kick nach oben.

Um am Nachmittag ebenfalls aufnahmebereit und wach zu sein, vermeiden Sie durch eine leichte Proteinmahlzeit (zum Beispiel Fisch oder Geflügel mit Salat oder Gemüse ohne große Sättigungsbeilage wie Kartoffeln, Reis oder Nudeln) Verdauungsmüdigkeit und ein ausgeprägtes Mittagstief.

Schließlich stellen Sie abends mit dem kohlenhydratbetonten Essen wie Pasta oder Reis mit Gemüsesoße oder Wokgemüse die Weichen für Entspannung, Einschlafbereitschaft und Regeneration.

In Ruhe genießen – und das gilt für alle Tagesmahlzeiten – ist sicherlich ein gutes Rezept gegen Stress. Machen Sie aus Esspausen wirkliche Erholungspausen.

Die Frage nach der Zusammensetzung der Tagesmahlzeiten wird dagegen von den Bedingungen der sogenannten physiologischen Leistungsbereitschaftskurve, der individuellen Anforderung und Form mitbestimmt. Wenn es um ein Rezept zur Entspannung geht, macht

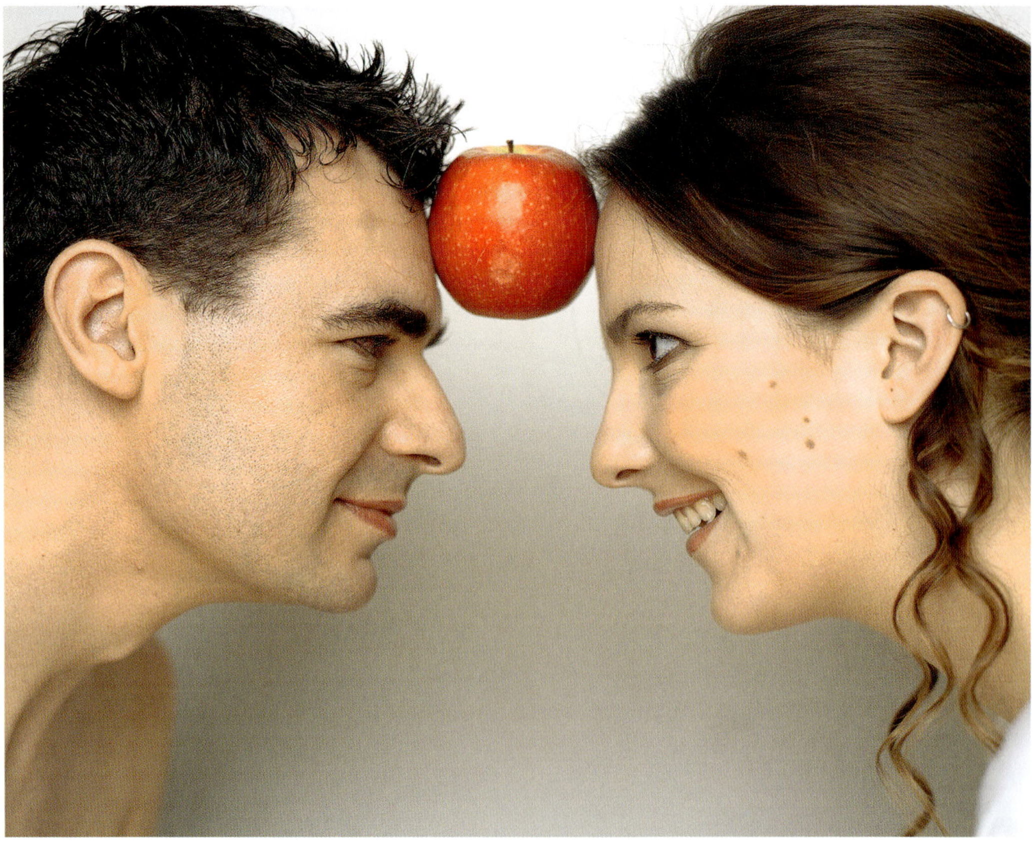

eine kohlenhydratbetonte Mahlzeit mit Magnesium und B-Vitaminen ruhig und ausgeglichen. Wenn der Kopf dagegen „leer“ ist, hilft als Rezept gegen Müdigkeit eine mehr proteinlastige Mahlzeit, weil Eiweiß aktiviert und das neuronale System reaktionsschnell macht. Allerdings bedeutet das bei der Mahlzeitenkomposition kein Entweder-oder, sondern lediglich eine jeweils unterschiedliche Betonung hinsichtlich des Kohlenhydrat- und Proteingehalts. Außerdem: Wenn Sie nachmittags kreativ sein wollen, snacken Sie mittags vielleicht nur eine leichte Protein-Vitamin-Kombination, zum Beispiel Salat mit Geflügelfleisch oder gedünsteter Fisch mit Gemüsebeilage. Das belastet nicht so wie ein herkömmliches Mittagessen und spart Energie für geistige Höhenflüge.

Auf keinen Fall sollten Sie Ihren Tag mit einem Fehlstart beginnen, indem Sie gar nicht frühstücken! Soweit sind sich (fast) alle einig. Tatsächlich gibt es aber viele, zum Teil widersprüchliche Empfehlungen für die Mahlzeitengestaltung. Jeder kennt den klassischen Ratschlag: „Frühstücken wie ein Kaiser, zu Mittag essen wie ein Bürger und am Abend nur noch wie ein Bettler.“ In diesem Sinn essen sicherlich viele Berufstätige falsch, wenn sie sich morgens keine Zeit für ein Frühstück nehmen, tagsüber ebenfalls relativ wenig essen und sich mit Kaffee, Zigaretten und dem einen oder anderen Fast-Food-Angebot über den Tag retten, um dann abends in aller Ruhe ausgiebig zu speisen und zu trinken. Dieser Essrhythmus unterstützt weder die körperliche noch die geistig-nervliche Fitness und fördert eher die Gewichtszunahme. Essen Sie lieber regelmäßig. Sinnvolle Mahlzeitenverteilung (drei bis fünf Portionen) hat übrigens überhaupt nichts mit ständigem Zwischendurchessen zu tun!

Die Tagesleistungskurve

So sehen die Anforderungen an die einzelnen Tagesmahlzeiten im Hinblick auf eine günstige Beeinflussung der Fitnesskurve aus:

Morgens:	Kohlenhydratbetontes Frühstück im ausgewogenen Verhältnis zu aktivierendem Eiweiß (Tyrosin, Phenylalanin) → Startenergie, allgemeine Aktivierung
Zweites Frühstück:	Kohlenhydrat-Protein-Snack → Durchhaltevermögen
Mittags:	Leicht, eiweißbetont und proteinhochwertig, Fett mit Augenmaß, hohe Nährstoffdichte → beugt Mittagstief und Schläfrigkeit vor, hält Leistungsvermögen in der zweiten Tageshälfte stabil
Nachmittags:	Kohlenhydratbetonter Snack → auftanken, Energienachschub, fit für den Sport nach der Arbeit
Abends:	Leicht, kohlenhydratbetont, hohe Nährstoffdichte → Regeneration, erholsamer Schlaf

Für die geistige Leistungsfähigkeit ist jede Tagesmahlzeit wichtig und erfüllt eine jeweils spezielle Aufgabe: Initialzündung, Energienachschub, Auftanken und Regeneration.

Frühstück – Startenergie für den Tag

Das Frühstück wird allgemein als Sprungbrett in den Tag bezeichnet. Richtig frühstücken bedeutet auch Stressschutz. Wenn wir gar nicht frühstücken, ist der Magen am Vormittag Stressreizen ungeschützt ausgesetzt.

Ein unzureichendes erstes Frühstück oder fehlende Pausenmahlzeiten können auch Ursache für Konzentrationsschwäche und Leistungsabfall sein. Das gilt ganz besonders bei geistig-nervlichen Beanspruchungen im Beruf.

Starten Sie am besten mit einer Kohlenhydrat-Protein-Kombination am Morgen, zum Beispiel Hafermüsli mit Joghurt und frischem Obst der Jahreszeit oder Haferbrötchen mit Quark und frische Obstscheiben. Dazu jeweils grüner Tee.

Früchtemüsli

Zutaten für 4 Personen
160 g kernige Haferflocken
400 ml Joghurt, Kefir oder Buttermilch
4 EL Magerquark
2 EL Honig
20 g Haselnuss- oder Mandelkerne
40 g Trockenobst
1 Vanilleschote
1 Banane
100 g frische Ananas
1 Apfel

Zubereitungszeit: 10 Minuten

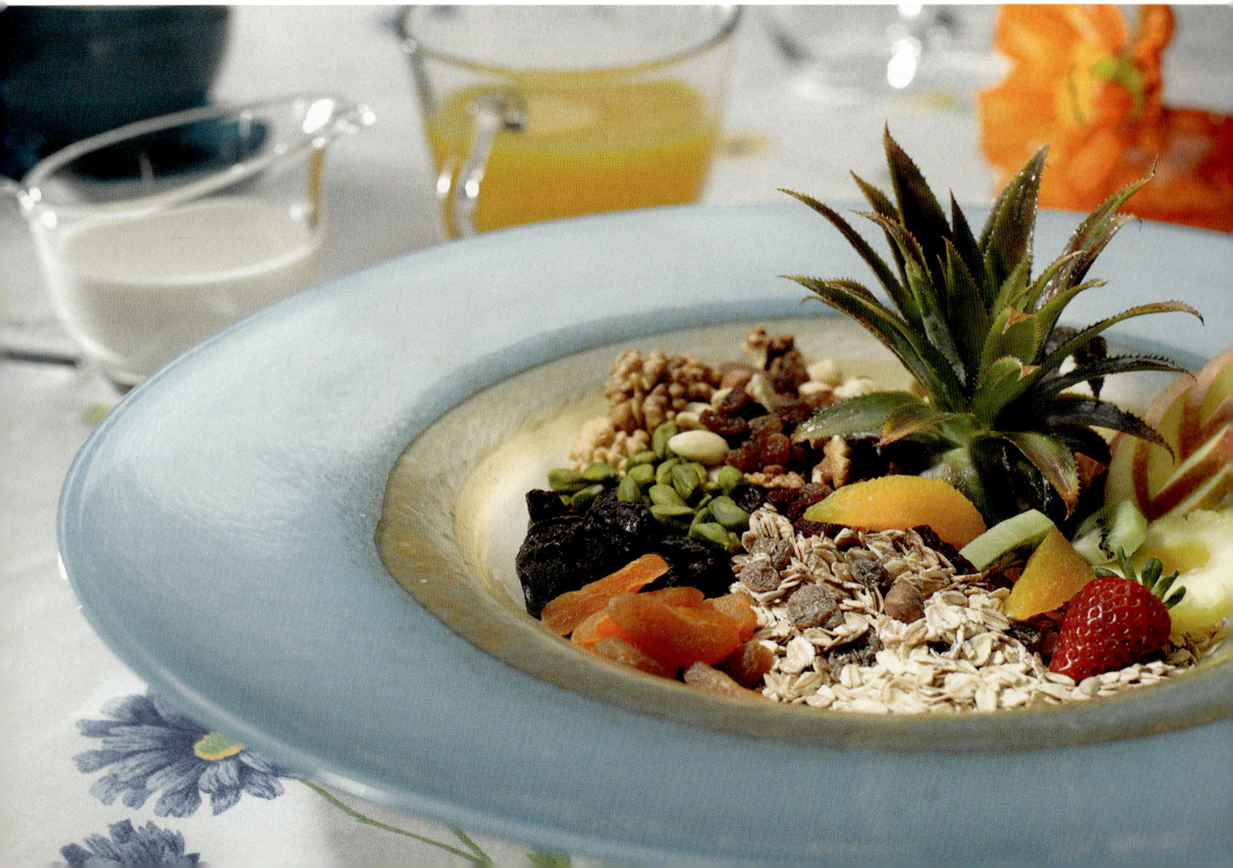

Zubereitung

Vanilleschote der Länge nach aufschneiden, mit dem Messerrücken auskratzen und mit Joghurt, Quark und Honig vermischen. Haferflocken, Nüsse und das klein geschnittene Trockenobst in eine Schale geben. Banane schälen, in Scheiben schneiden. Ananas schälen, halbieren, Strunk entfernen. Nun die Ananas in Stücke schneiden. Den Apfel mit Schale auf der Küchenreibe grob raspeln. Alles miteinander vermischen.

Dazu frisch gepresster Orangensaft. Das ist der beste Start für einen langen Tag!

Expertentipp

Start- und Langzeitenergie fürs Gehirn mit Kohlenhydraten aus Obst und Hafervollkorn. Reich an Eiweiß, Vitaminen und Mineralstoffen.

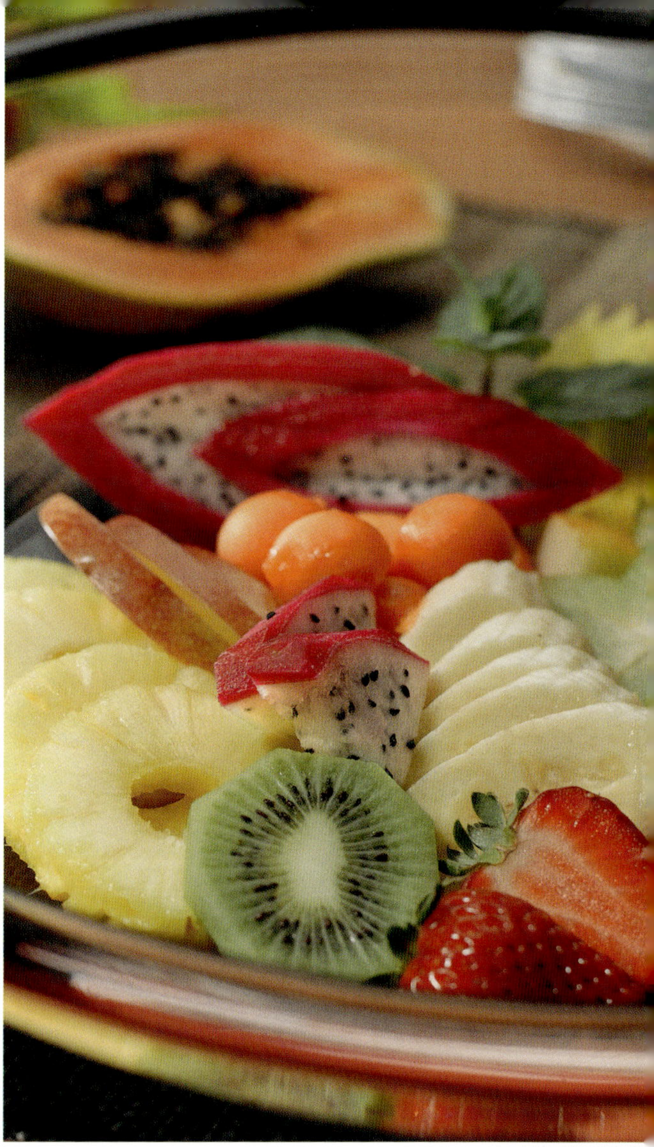

Früchtequark mit Sesamkrokant

Zutaten für 4 Personen

150 g Zucker
60 g Sesam
2 EL Öl
300 g Früchte der Saison
250 g Quark
2 EL Honig
3–4 EL Milch
Saft $^1/_2$ Zitrone

Zubereitungszeit: 40 Minuten

Zubereitung

Den Zucker mit 4 EL Wasser verrühren (Holzkochlöffel) und bei mittlerer Hitze sirupartig einkochen, bis der Zucker goldgelb ist. Sesam unter Rühren einstreuen, bis die Farbe goldbraun ist. Backblech ölen und die Masse mit dem Spachtel auf 0,5 cm ausstreichen. 30 Minuten auskühlen lassen und in Stücke schneiden.

Früchte waschen, trocknen und rüsten. Den Quark mit Honig und Milch verrühren, mit Zitronensaft abschmecken, Früchte dazugeben und mit Sesam-Krokant dekorieren.

Info

Der Begriff „rüsten" beinhaltet das Schälen, Putzen, Entkernen usw. der jeweiligen Frucht- oder Gemüseart.

Expertentipp

Protein-Vitamin-Energizer.
Erfrischend und aufbauend!

Rühreier mit Räucherlachs

Zutaten für 4 Personen

1 Bund frische Kräuter
8 Eier
$^1/_4$ l Milch
1 EL Rapsöl
12 Scheiben Räucherlachs
4 Scheiben Vollkornbrot
Salz und Pfeffer

Zubereitungszeit: 10 Minuten

Zubereitung

Kräuter waschen, klein schneiden, mit den Eiern und der Milch in einer Schüssel mit Salz und Pfeffer verquirlen. Öl in der Pfanne erhitzen, die Eier dazugeben und unter ständigem Rühren stocken lassen. Das Ei auf die Vollkornbrote verteilen und jeweils 3 Scheiben Lachs dazulegen.

Expertentipp

Gehaltvoller und gut sättigender Start in den Arbeitstag. Eiweißbetont mit gehirnaktiven Omega-3-Fettsäuren und Phospholipiden.

Vollkornbrot mit Frischkäse und Obst

Zutaten für 4 Personen

4 Scheiben Vollkornbrot
80 g Frisch- oder Hüttenkäse
1 Birne, vollreif

Zubereitungszeit: 10 Minuten

Zubereitung

Brote mit Frischkäse bestreichen. Birne waschen, halbieren, entkernen und in Scheiben scheiden. Die Brote damit belegen.

Sehr erfrischend schmeckt dazu frisch gepresster Orangensaft.

Expertentipp

Herzhaft erfrischende Alternative zum Müsli. Langzeitenergiespender, ballaststoffhaltig.

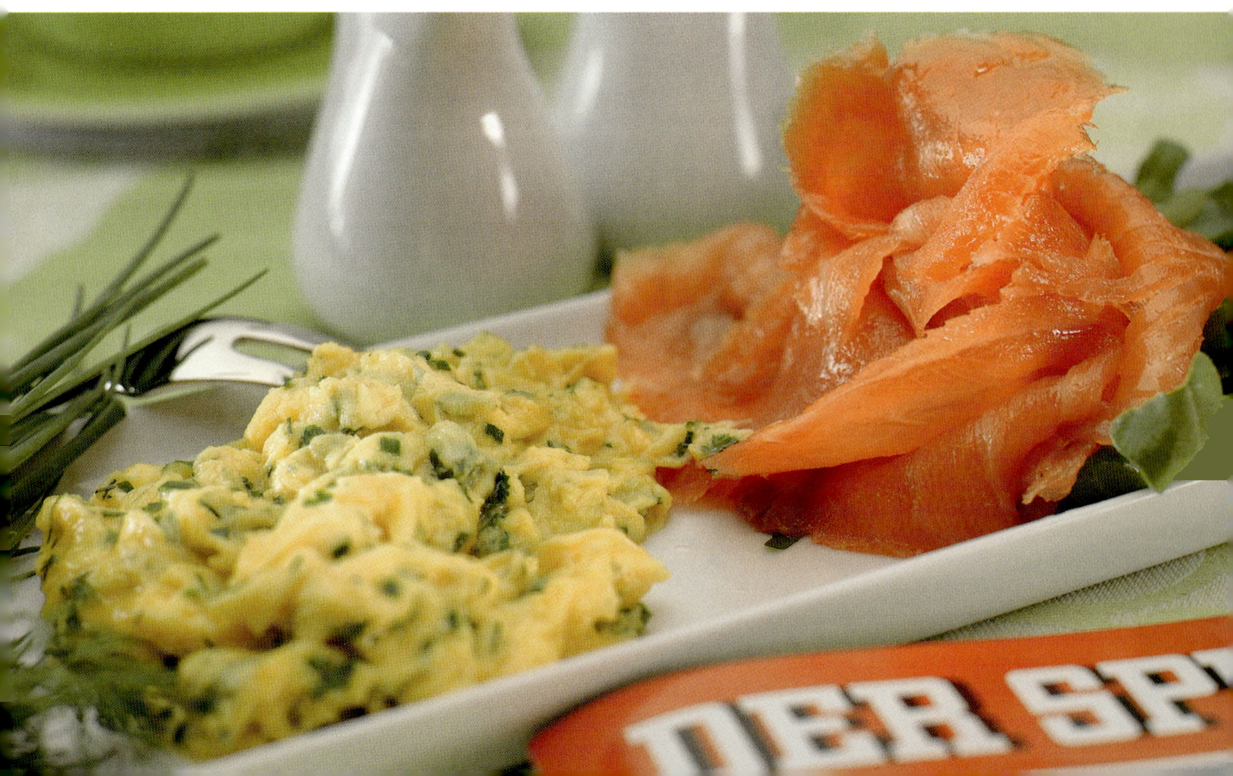

Energienachschub: Zwischenmahlzeiten und Snacks

Gegen das gefürchtete „11-Uhr-Vormittags-Heißhungerloch" oder auch vor dem Sport am Feierabend helfen kleine Zwischenmahlzeiten und Snacks, vorausgesetzt sie bestehen nicht nur aus Süßigkeiten, Limonaden oder fettreichem Fast Food.

Ähnlich wie beim Frühstück sind leichte Kohlenhydrat-Protein-Kombinationen geeignet, um in solchen Situationen wieder fit zu werden bzw. das Fitnesstraining nährstoffmäßig zu unterstützen. Als einfache Lösungen bieten sich fettarme Milchprodukte (Joghurt, Buttermilch, Hüttenkäse oder Quark) mit frischem Obst an.

Wer sportlich aktiv ist, kann mit fitnessfördernden Kohlenhydraten aufstocken. Geeignet sind kernige Haferflocken, Vollkornknäckebrot oder ein selbst gemachter Müsliriegel.

Als Getränke empfehlen sich neben Mineralwasser gut verdünnte Säfte (Schorlen) mit magnesiumreichem Mineralwasser sowie Grüner Tee oder Kräutertee. Gegen dosierten Kaffeegenuss ist nichts einzuwenden, wenn es bei drei bis vier Tassen pro Tag bleibt. Dann führt der beliebte koffeinhaltige Muntermacher nicht zur verstärkten Entwässerung und darf bei dieser Menge auch in die tägliche Flüssigkeitsbilanz miteinberechnet werden.

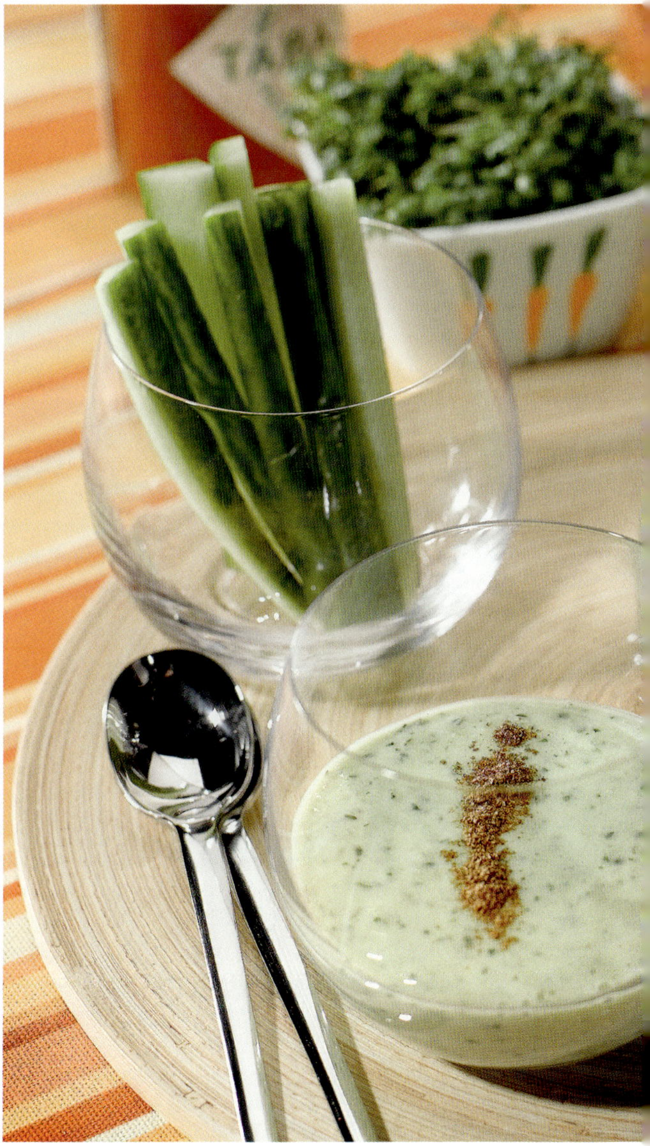

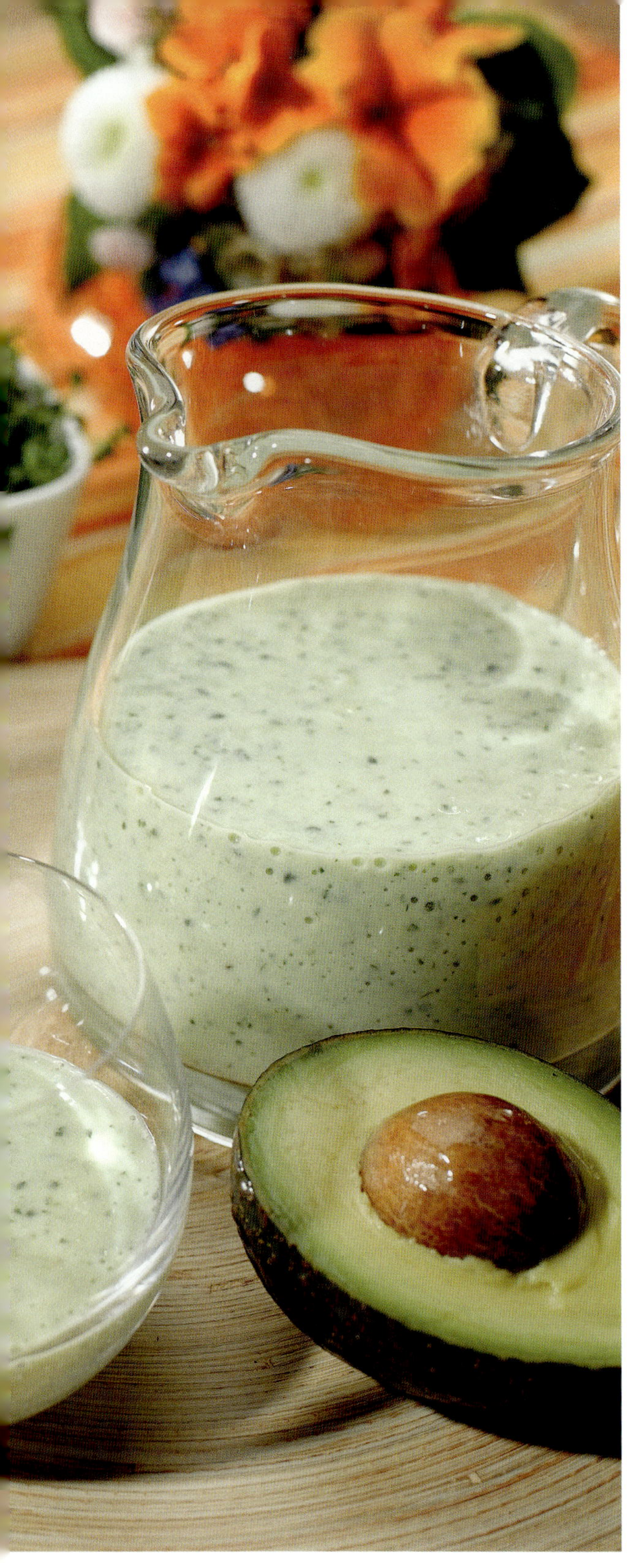

Buttermilchshake mit Gurke und Avocado

Zutaten für 4 Personen

2 Salatgurken
2 Avocados
2 Schalen Gartenkresse
$1\,^1/_4$ l Buttermilch
Salz, Kreuzkümmel, Tabasco

Zubereitungszeit: 15 Minuten

Zubereitung

Gurken schälen, halbieren, entkernen und in grobe Stücke schneiden.

Avocados halbieren, entkernen und auslöffeln. Kresse mit der Schere abschneiden.

Gurke, Avocado, Buttermilch und die Hälfte der Kresse mit dem Mixer pürieren. Mit Salz, Kreuzkümmel und Tabasco würzen. Auf 4 Gläser verteilen und mit der restlichen Kresse bestreuen.

Expertentipp

Erfrischend, leicht, mineralstoffreich. Buttermilch ist wie Trinkmolke ein erfrischend leichtes Getränk mit dem wertvollen Mineralstoffspektrum der Milch ohne Fettbelastung. Sie kann auch als Fitmachergetränk im Sport getrunken werden und ist ein echter Durstlöscher mit viel Kalium und Kalzium.

Fruchtcocktail

Zutaten für 4 Personen
200 ml Apfelsaft
200 ml Maracujasaft
200 ml Ananassaft
80 g Ananas
80 g Mango
100 g Aprikosen
100 g Erdbeeren, frisch oder tiefgekühlt
200 g Crasheis

Zubereitungszeit: 15 Minuten

Zubereitung
Früchte rüsten und mit den Säften im Mixer pürieren; zum Schluss das Crasheis hinzugeben. In die Gläser verteilen.

Die Auswahl der Früchte ist nach Belieben und Saison möglich.

Expertentipp
Multivitamin-Cocktail gegen Müdigkeit und Formtiefs, stärkt die Abwehrkräfte.

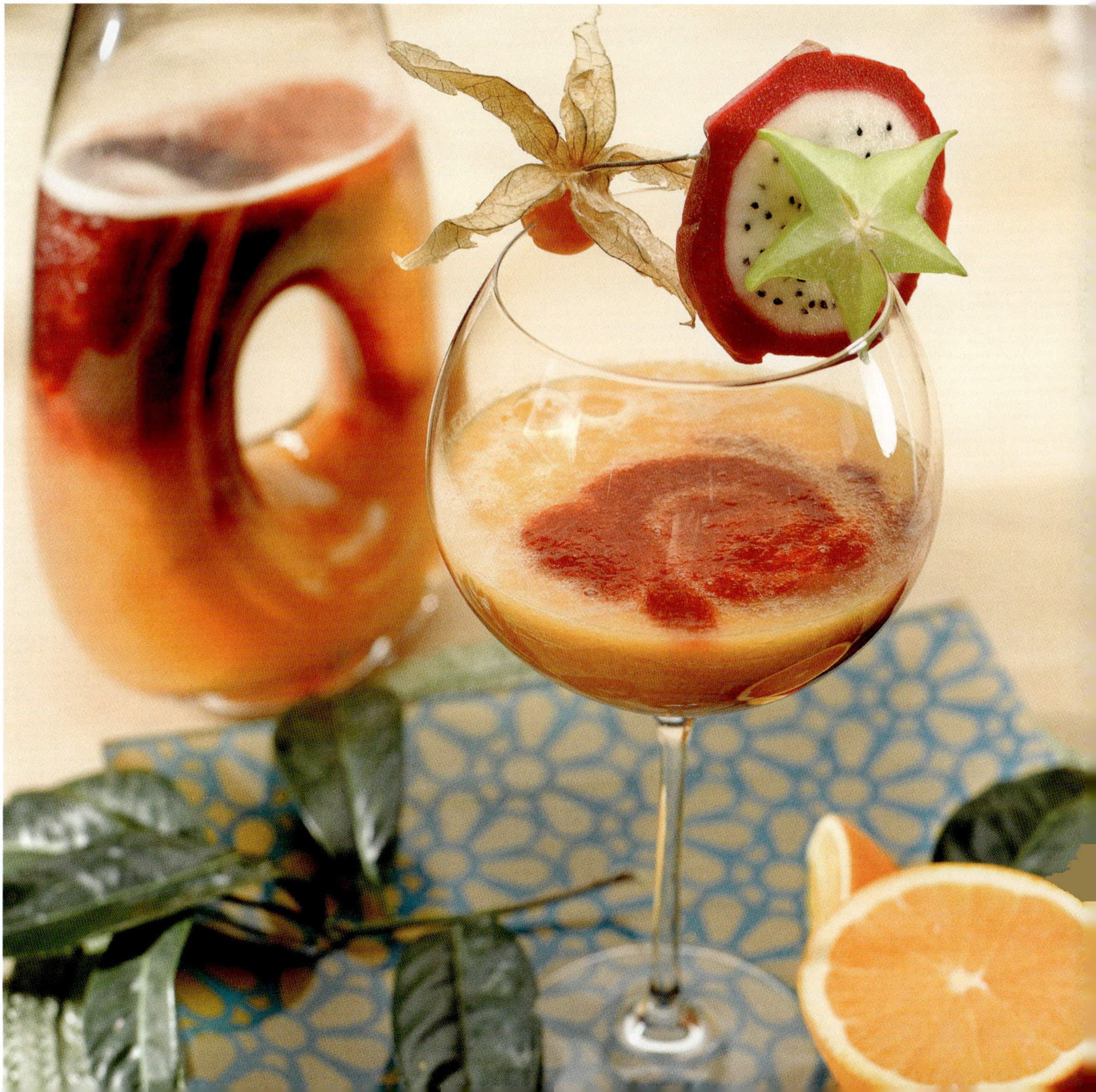

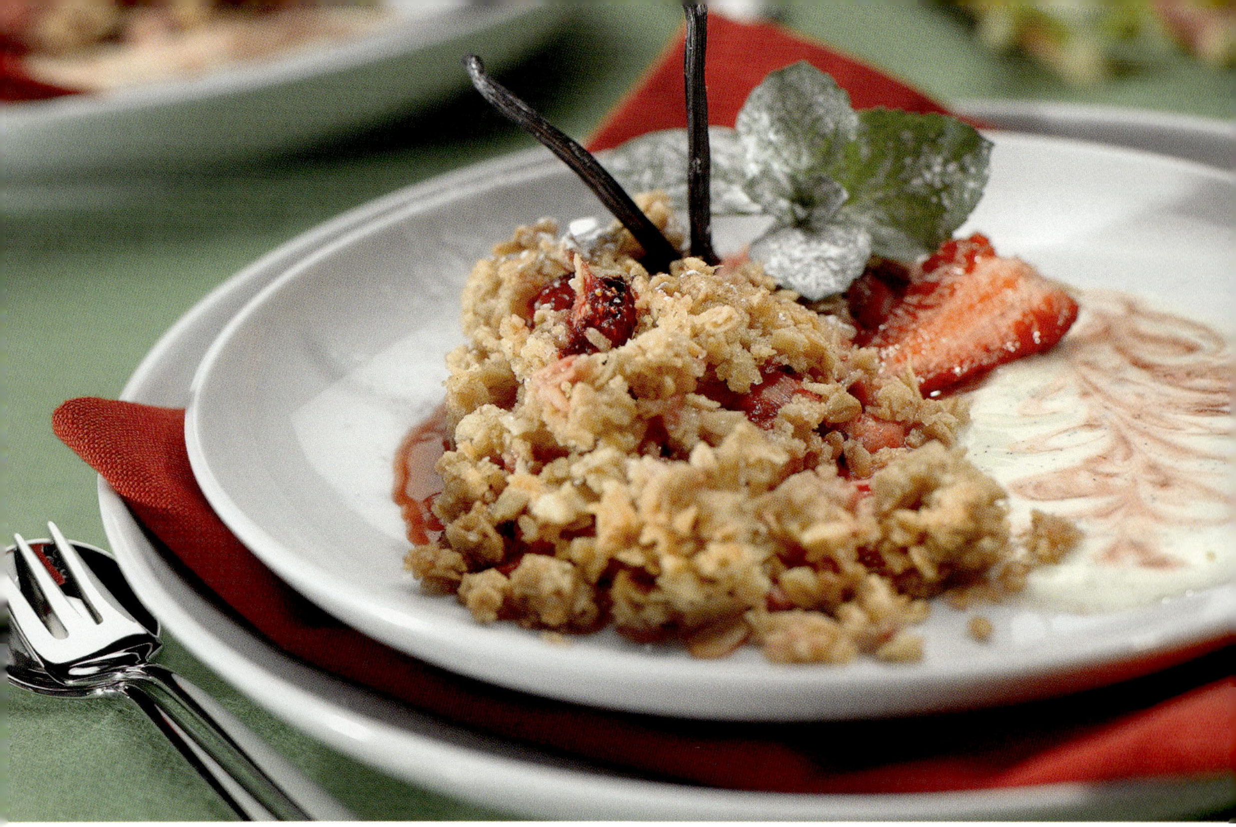

Erdbeer-Rhabarber-Crumble mit Joghurt

Zutaten für 4 Personen

75 g Mehl
150 g brauner Zucker
50 g Haferflocken
$^1/_4$ TL Zimt
1 unbehandelte Zitrone
70 g Butter
500 g Rhabarber
250 g Erdbeeren
1 Vanilleschote
150 ml Joghurt nach Geschmack

Zubereitungszeit: 60 Minuten

Zubereitung

Backofen auf 180 °C vorheizen. Eine feuerfeste Form mit 20 g Butter ausstreichen. Rhabarber schälen und in 2 cm lange Stücke schneiden. Erdbeeren waschen, entstielen und halbieren. Erdbeeren und Rhabarber mit 100 g Zucker vermischen und in die Form verteilen.

Mehl, restlichen Zucker, Haferflocken, Zimt und die abgeriebene Zitronenschale vermischen. Butter in Flocken zugeben und durch Kneten Streusel herstellen. Die Streusel auf das Erdbeer-Rhabarber-Gemisch verteilen. Crumble auf mittlerer Schiene 40 Minuten backen, bis die Streusel goldgelb sind. Leicht abkühlen lassen.

In der Zwischenzeit die Vanilleschote aufschneiden. Mit dem Messerrücken das Mark auskratzen. Mit dem Joghurt verrühren. Das Erdbeer-Rhabarber-Crumble auf Desserttellern anrichten und mit Joghurtsoße begießen.

Auch mit anderen Früchten sehr lecker.

Tipp

Die Sorte Himbeerrhabarber kann ungeschält verarbeitet werden!

Expertentipp

Reich an Kohlenhydraten, Vitaminen und Mineralstoffen. Fördert die Regeneration.

Steak-Sandwich

Zutaten für 4 Personen

300 g Gemüsezwiebeln
4 EL Olivenöl
25 g Butter
Salz, schwarzer Pfeffer
2 Knoblauchzehen
125 g Kräuterquark
100 g Feldsalat
50 g Parmesankäse am Stück
4 Bio-Vollkorn-Toasties
8 Scheiben Rinderfilet à 40 g
2 Stiele Majoran
8 getrocknete Tomaten

Zubereitungszeit: 30 Minuten

Zubereitung

Zwiebeln schälen und in sehr feine Streifen schneiden. 2 EL Öl und die Butter in der Pfanne erhitzen und die Zwiebeln darin bei mittlerer Hitze unter Rühren langsam braun braten. Mit Salz und Pfeffer würzen. Aus der Pfanne nehmen und beiseite stellen. Knoblauch schälen, in Scheiben schneiden, mit 1 EL Öl anbraten, aus der Pfanne nehmen und beiseite stellen.

Feldsalat putzen, waschen und trocken schleudern. Parmesan mit einem Sparschäler in dünne Streifen hobeln.

Rinderfiletscheiben unter Klarsichtfolie etwas flach klopfen, mit Salz und Pfeffer würzen und zusammen mit den Majoranstielen bei starker Hitze ca. 30 Sekunden von jeder Seite braten.

Toasties toasten, aufschneiden und auf die Arbeitsfläche legen. Mit Kräuterquark bestreichen. Im Wechsel mit Feldsalat, einer Scheibe Rinderfilet, Zwiebeln, Knoblauch und getrockneten Tomaten belegen. Zum Schluss den gehobelten Parmesan drauflegen. Toasti-Deckel drauf, fertig!

Expertentipp

Eiweißsnack, anregender Muntermacher auch bei Marathonsitzungen und bei längerer Arbeitszeit im Büro. Reich an Eisen für den Sauerstofftransport.
Olivenöl ist das traditionelle Speiseöl im Mittelmeerraum und in der mediterranen Küche. Hoher Gehalt an herzgesunden einfach ungesättigten Fettsäuren und antioxidativen Schutzstoffen (Vitamin E, Polyphenole). Die beste Qualität hat natives Olivenöl extra, z. B. als Ölspezialität aus dem Reformhaus.

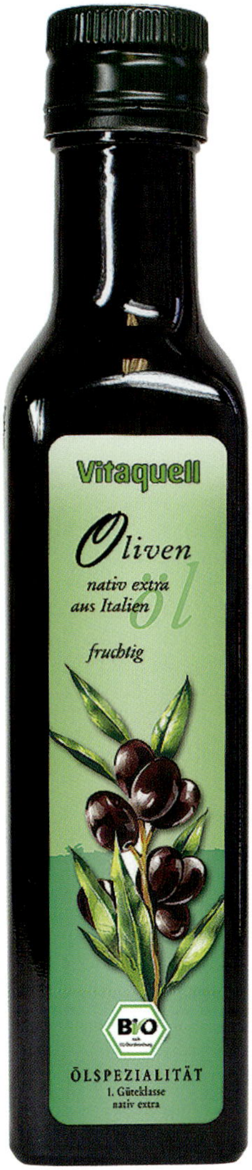

Vollkorntoastbrötchen mit Kräuterquark, Rauke und Tomaten

Zutaten für 1 Person

1 Bio-Vollkorn-Toastbrötchen
1 Bund Rauke
1 Tomate
1 Schale Kräuterquark
Pfeffer und Salz
1 hart gekochtes Ei in Scheiben

Zubereitungszeit: 8 Minuten

Zubereitung

Ein getoastetes Brötchen aufschneiden, auskühlen lassen. Rauke und Tomate waschen, abtrocknen. Die untere Hälfte des Brötchens mit Rauke belegen, Kräuterquark aufstreichen. Mit Tomatenscheiben und einer zusätzlichen Lage Rauke belegen. Mit Pfeffer und Salz würzen. Brötchendeckel auflegen. Alternativ mit Eierscheiben belegen.

Auf Butter oder Margarine wurde extra verzichtet.

Tipp

Das Brötchen weicht nicht auf, wenn man zuerst den Salat auflegt.
Diese leckeren Bio-Toastbrötchen gibt es bei Aldi.

Expertentipp

Kohlenhydrat-Eiweiß-Snack – auch vor sportlichen Aktivitäten.

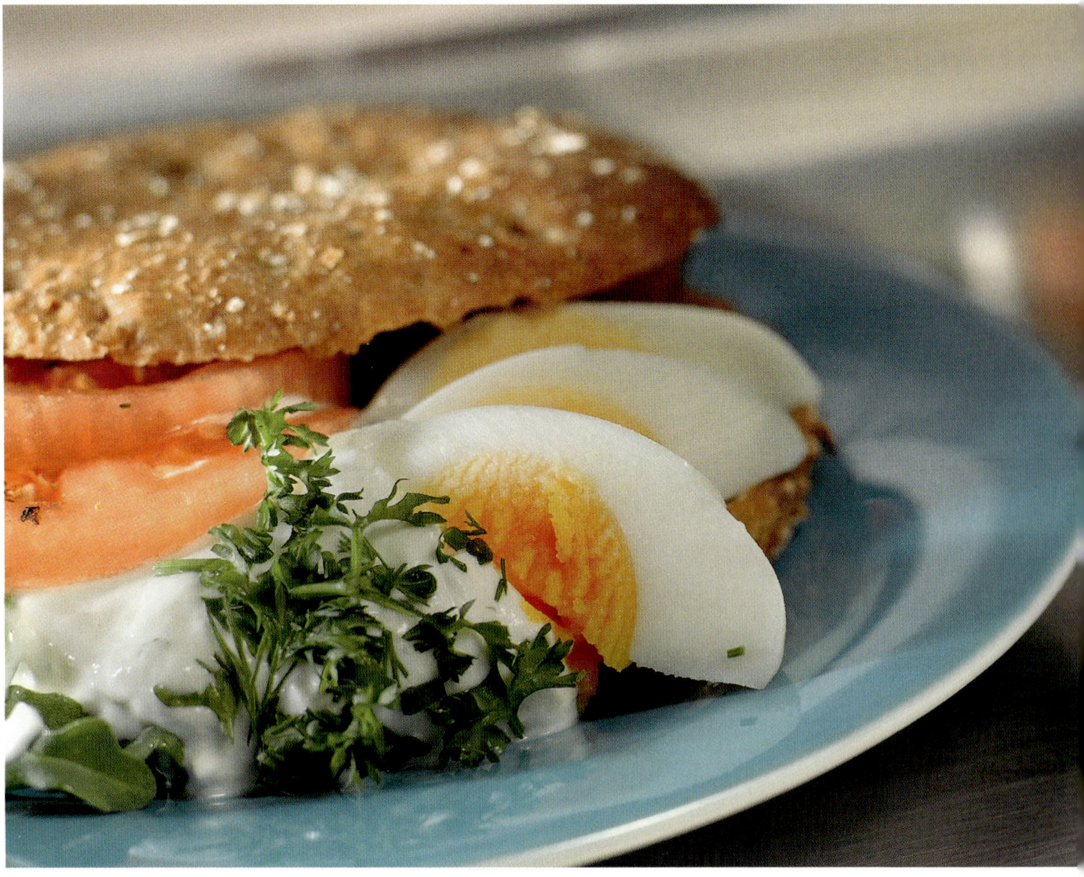

Vollkornbrötchen mit Rauke, Apfelscheiben, Frischkäse und gebratener Putenbrust

Zutaten für 1 Person

1 Scheibe Putenbrust à 100 g
Pfeffer und Salz
1 Bio-Vollkorn-Toastbrötchen
1 Bund Rauke
1 Apfel
1 Paket Kräuterfrischkäse
Saft $^1/_2$ Zitrone

Zubereitungszeit: 10 Minuten

Zubereitung

Putenbrust braten und dann würzen, auskühlen, in dünne Scheiben schneiden und beiseite stellen. Brötchen toasten, aufschneiden, auskühlen lassen.

Rauke und Tomate waschen, abtrocknen. Die untere Hälfte des Brötchens mit Rauke belegen, mit Frischkäse bestreichen. Apfel waschen, Kerngehäuse entfernen, in Scheiben schneiden. Damit der Apfel nicht braun wird, mit Zitronensaft beträufeln. Mit Apfel- und Putenscheiben und Rauke belegen. Brötchendeckel auflegen.

Expertentipp

Kleine Fitmacher-Mahlzeit für Marathonsitzungen.

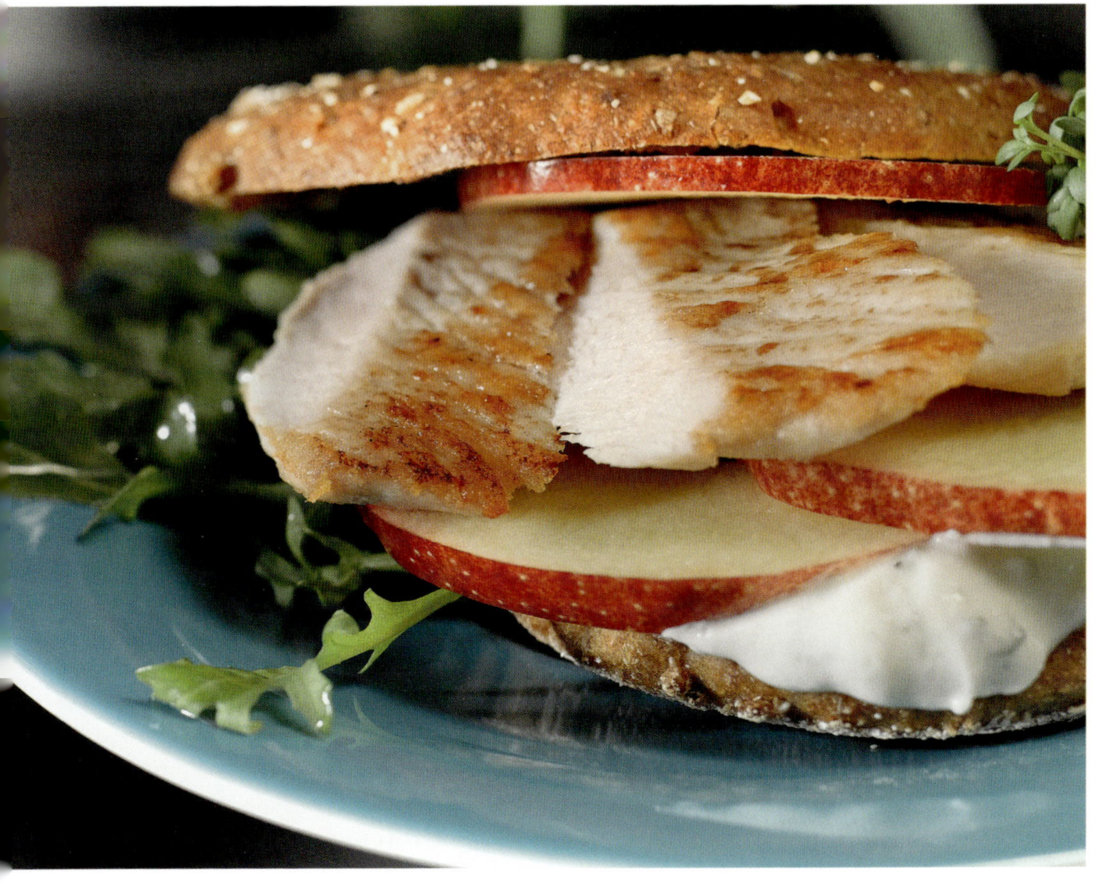

Asiatischer Bratreis mit Gemüse

Zutaten für 4 Personen

200 g Langkornreis
Salz
2 Karotten
2 rote Paprikaschoten
2 Stangen Bleichsellerie
2 Stangen Lauchzwiebeln
100 g Shiitake-Pilze
1 rote Chilischote
1 Knoblauchzehe
2 Schalotten
3 EL Erdnussöl
2 EL Sojasoße
2 Eier

Zubereitungszeit: 35 Minuten

Zubereitung

Reis mit der doppelten Menge Wasser und einer Prise Salz in einem Topf ca. 18 Minuten garen, bis er bissfest ist. Den Reis in einem Sieb solange abtropfen lassen, bis er trocken ist.

In der Zwischenzeit das Gemüse waschen. Karotten schälen, in Scheiben schneiden. Paprika von den Scheidewänden befreien und in Streifen schneiden. Bleichsellerie säubern und in Würfel schneiden. Chilischoten waschen, entstielen und in feine Ringe schneiden. Schalotten und Knoblauch schälen, in sehr feine Würfel schneiden.

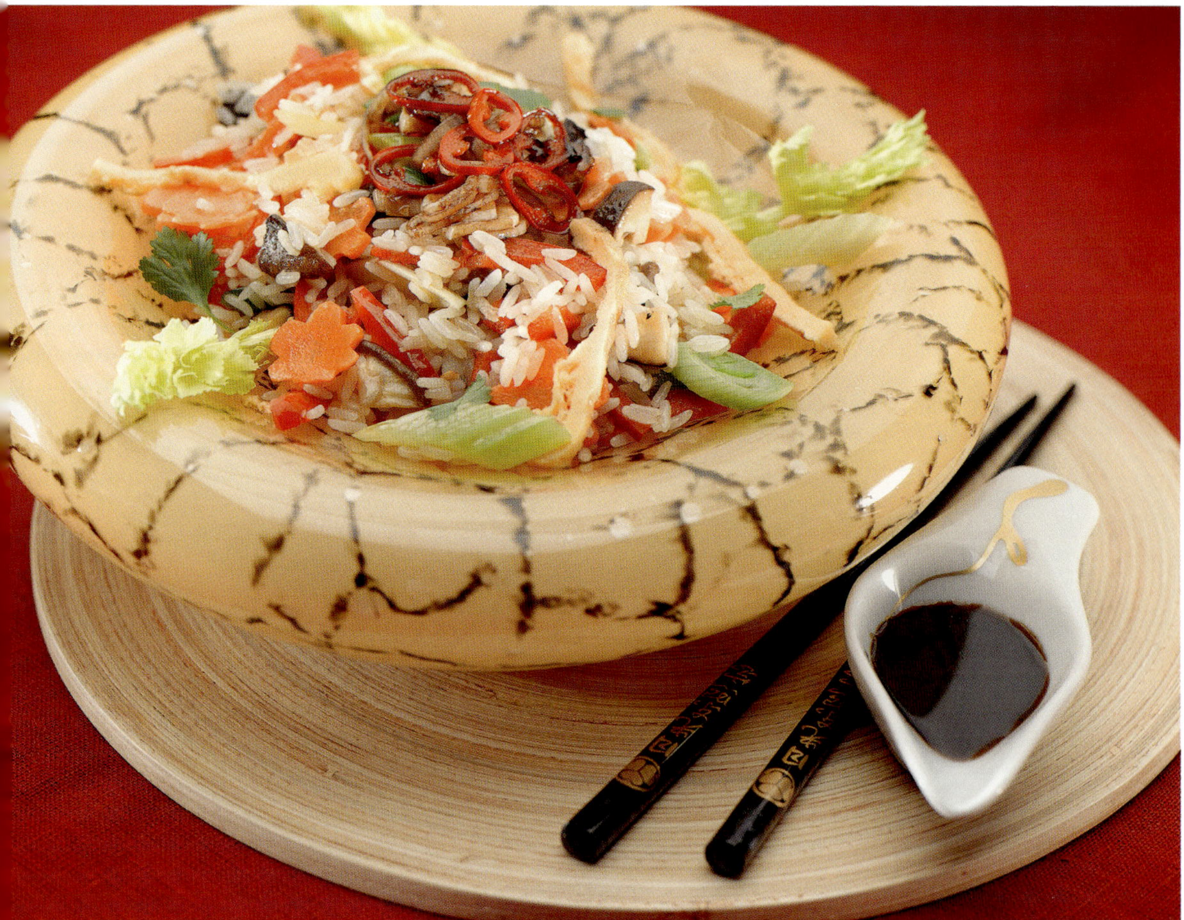

2 EL Öl im Wok erhitzen. Reis hinzugeben und 2–3 Minuten unter ständigem Rühren anbraten. Wieder herausnehmen.

Das restliche Öl im Wok erhitzen. Knoblauch, Chilis und Schalotten darin anbraten. Gemüse dazugeben ca. 3 Minuten braten und immer gut wenden. Mit Sojasoße, Salz und Zucker abschmecken. Reis untermischen und erhitzen. Das Ei in einer Tasse aufschlagen, zum Reis geben und unter Rühren stocken lassen.

Expertentipp

Regenerationsfördernd, reich an Kohlenhydraten, Vitaminen, Mineralstoffen und bioaktiven Pflanzenstoffen.

Waldorfsalat mit Bärlauch-Pesto

Zutaten für 4 Personen

Für das Bärlauch-Pesto (250 g):
60 g Bärlauch
1 Knoblauchzehe
60 g Pinienkerne
80 ml Rapsöl
Salz, Pfeffer
40 g Parmesan

Für den Waldorfsalat:
125 g saure Sahne
50 g Miracle Wip
80 g Magerjoghurt
2 EL Honig
70 g Walnusskerne
1 Staude Bleichsellerie
1 grüner, saurer Apfel
1 roter, süßer Apfel
1 Bund glatte Petersilie

Für das Dressing:
Saft einer Zitrone
1 EL Walnussöl
Salz, Pfeffer

Zubereitungszeit: 40 Minuten

Zubereitung

Für das Pesto Bärlauch waschen, trocken tupfen. Knoblauch schälen. Pinienkerne in einer Pfanne ohne Fett rösten. Alles im Mixer grob pürieren. Rapsöl dazugeben, würzen und den geriebenen Parmesan unterheben.

Alle Milchprodukte in einer Schüssel verrühren. Walnusskerne grob hacken, in einer Pfanne ohne Fett rösten.

Zitronensaft, Honig, Salz und Pfeffer zu einem Dressing verrühren.

Sellerie, Petersilie und Äpfel waschen. Äpfel halbieren, entkernen, in dünne Streifen schneiden. Sellerie in feine Würfel schneiden. Petersilie klein schneiden. Alles unter das Dressing heben.

Auf Tellern mittig anrichten, mit Bärlauch-Pesto und Walnüssen dekorieren und servieren. Dazu passt Sesamknäckebrot oder ein Vollkornhaferbrötchen.

Tipp

In einem verschlossenen Glas lässt sich das restliche Pesto gut aufbewahren.

Expertentipp

Erfrischender Gourmetklassiker mit Omega-3-Fettsäuren in Walnüssen, reich an Vitaminen und Mineralstoffen (Kalium, Magnesium).

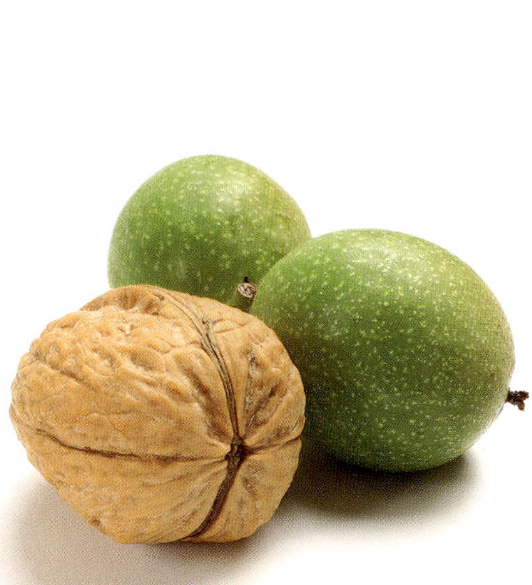

Gegen das Mittagstief: Protein-Powerfood

Ideal wäre eine Mittagspause von etwa einer Stunde. Dann bestünde nämlich Zeit sowohl zum entspannenden Genießen einer kleinen Fitmacher-Mahlzeit – ideal sind Fisch, Geflügel, fettarmer Käse in der Kombination mit Gemüse, Salat und Kräutern – als auch für einen kleinen Spaziergang, der die Sauerstoffversorgung des Gehirns fördert und die Verdauungsarbeit erleichtert. Für die meisten von uns ist allerdings die Mittagspause kürzer. Umso wichtiger ist es dann, wenigstens für kurze Zeit frische Luft zu tanken und beim Essen auch in der Kantine oder im Restaurant etwas Leichtes vom Salat- oder Vorspeisenbuffet zu wählen. Die Proteinportion zum Mittagessen passt deshalb so gut, weil wir zu dieser Zeit am besten von der akti-

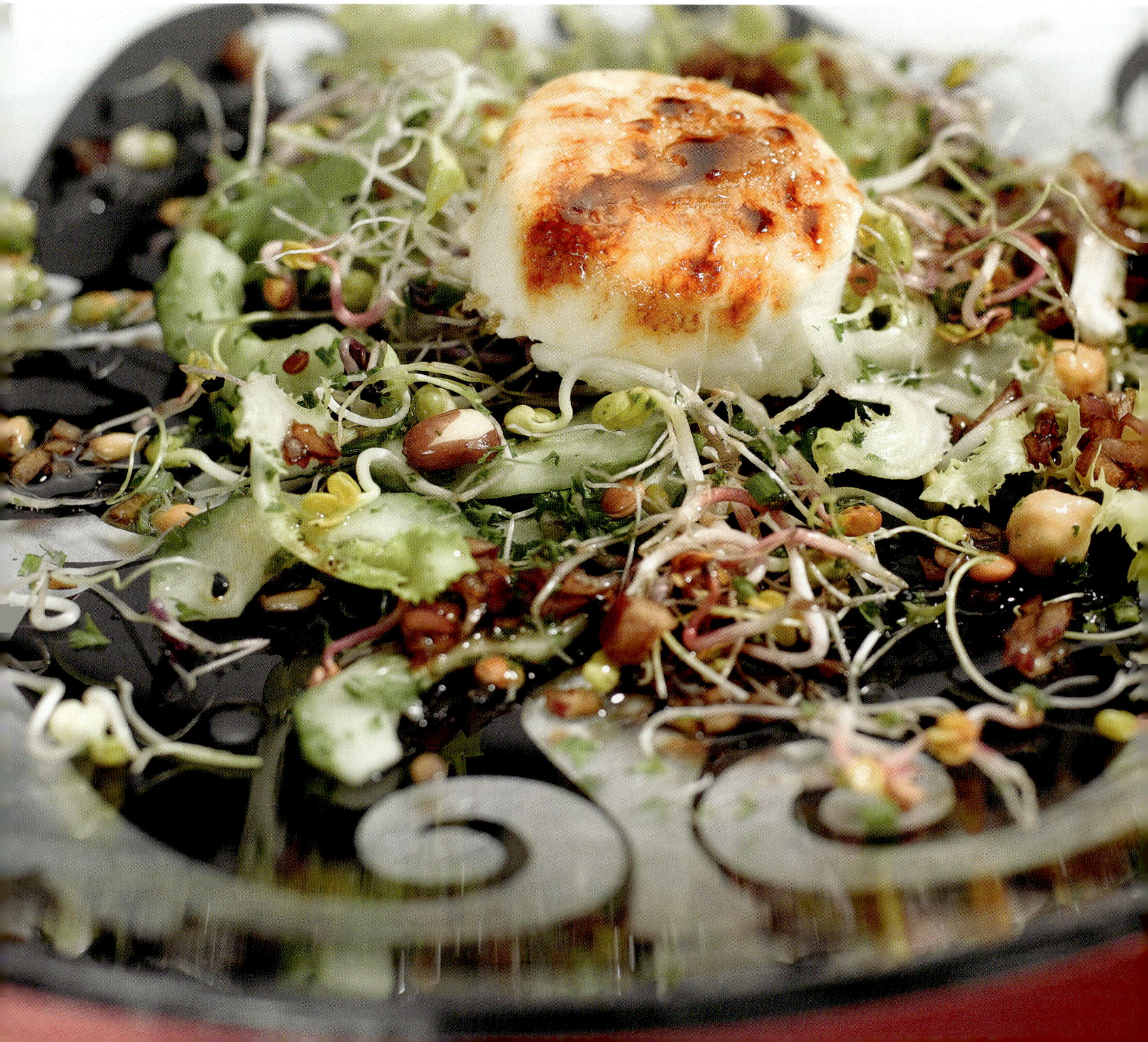

vierenden Wirkung der Aminosäurenbausteine für die zweite Tageshälfte profitieren und in den Stunden nach dem Mittagessen dann entsprechend konzentriert arbeiten können. Denken Sie daran, dass ein allzu üppiges Mittagessen ebenso wie eine zu große Kohlenhydratmenge dagegen eher schläfrig machen kann.

Zwischen Mittag- und Abendessen ist noch ein kleiner Fitmachersnack zwischengeschaltet, der umso wichtiger ist, wenn nach der geistigen Berufsarbeit noch Sport in der Freizeit angesagt ist. Aktive Muskeln brauchen einen entsprechenden Kohlenhydrat-Energienachschub. Im Blutzuckertief wird man sich dagegen kaum zum Sporttreiben aufraffen können. Müsliriegel, mal ein Stück Obstkuchen oder einfach eine Banane sowie eine Tasse Tee mit Honig oder ein Glas Apfelsaftschorle sind da gerade richtig und ohne Mühe verfügbar.

Mit der Wahl der Beilagen oder Desserts können Sie selbst einen Schwerpunkt setzen. Lassen Sie beispielsweise die stärkereichen Sättigungsbeilagen wie Kartoffeln, Reis oder Nudeln weg, wird das Gericht automatisch eiweißreicher. Die Gemüse- oder Salatportionen dürfen Sie dabei selbstverständlich vergrößern. Ebenfalls kann eine Quarkspeise den Eiweißakzent verstärken, während Nachtische mit Obst oder Pudding mit Fruchtsirup ein zusätzliches Kohlenhydratplus ergeben.

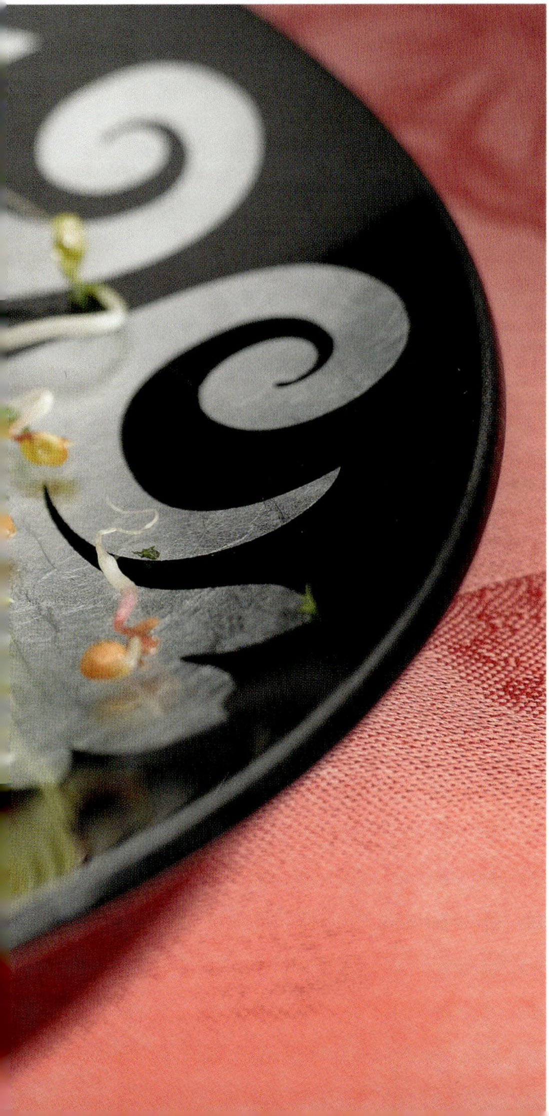

Gratinierter Ziegenkäse, Rezept S. 59

Suppen

Asiatischer Hühner-Nudeleintopf

Zutaten für 4 Personen
500 g Hähnchenfilet ohne Haut
8 EL Sojasoße
2 EL Speisestärke
300 g Möhren
150 g gelbe Paprika
250 g Chinakohl
50 g Shiitake-Pilze
1 rote Pfefferschote
3 Frühlingszwiebeln
1,2 l Geflügelfond
1 Stange Zitronengras
100 g asiatische Mi-fen-Nudeln (getrocknete Reisfadennudeln)
1 Knoblauchzehe
1 Stück Ingwerwurzel
4 EL Macadamia-Nuss-Öl
1 EL Sesamöl
1 EL abgeriebene Limettenschale
2–3 EL Limettensaft
Salz und Pfeffer
2 Msp. Sambal olek

Zubereitungszeit: 45 Minuten

Zubereitung
Hähnchenfilet waschen, trocken tupfen und in 1 cm breite Streifen schneiden. 4 EL Sojasoße mit der Speisestärke verrühren und mit dem Hähnchen vermischen.

Chinakohl, Paprika, Shiitake-Pilze, Möhren und Frühlingszwiebeln putzen und in feine Streifen schneiden. Beiseite stellen.

Zitronengras dritteln, Pfefferschote entkernen, klein schneiden. Knoblauch und Ingwer schälen, klein schneiden, mit 4 EL Sojasoße, Sambal olek und dem Geflügelfond aufkochen.

Beide Öle in einer Pfanne erhitzen und das Hähnchenfleisch in 2 Zeiten, jeweils 4–6 Minuten anbraten.

Möhren, Paprika und Pilze in den Fond geben, vorher das Zitronengras entfernen und 4 Minuten kochen lassen. Chinakohl und Frühlingszwiebeln dazu und noch einmal 2 Minuten kochen. Hähnchenfilet dazugeben. Mit der abgeriebene Limettenschale, dem Limettensaft, Salz und Pfeffer würzen. Zum Schluss noch mit einigen Tropfen Sesamöl abschmecken.

Expertentipp
Leichte Eiweiß-Vitaminkombination. Steigert die Abwehrkräfte und fördert die Konzentration.

Thai-Hühnersuppe mit Gemüse und Rote-Bete-Nuss-Pesto

Zutaten für 4 Personen
Für die Hühnersuppe:
400 g Hähnchenbrustfilet
Saft von 2 Limetten
Salz, Pfeffer
1 walnussgroßes Stück Ingwer
1 rote Chilischote
600 ml Kokosmilch aus der Dose
400 ml Wasser
1 Beutel Tom-Yum-Paste (Asialaden)
1 Apfel
1 gelbe Paprika
1 kleiner Broccoli
50 g frische Zuckererbsen

Für das Pesto:
50 g Nussmischung
150 g Rote Bete
30 g Parmesan
4 EL Traubenkernöl
Pfeffer und Salz

Zubereitungszeit: 50 Minuten

Zubereitung

Für die Suppe Hähnchenfleisch waschen, mit Küchenkrepp trocken tupfen und in dünne Scheiben schneiden. Limettensaft, Salz und Pfeffer verrühren und das Fleisch 10 Minuten marinieren.

Die Chilischote und den geschälten Ingwer in hauchdünne Scheiben schneiden. Wasser und Kokosmilch aufkochen, die Tom-Yum-Paste einrühren. Gemüse und Apfel waschen, putzen, entkernen und klein schneiden.

Fleisch aus der Marinade nehmen und mit dem Ingwer zur Suppe geben. Bei schwacher Hitze 10 Minuten garen, nach 5 Minuten klein geschnittenes Gemüse und Apfel dazugeben.

Für das Pesto Rote Bete waschen, in Salzwasser garen, im Fond erkalten lassen, pellen und in feine Würfel schneiden.

Nüsse hacken und ohne Fett in einer Pfanne anrösten. Parmesan reiben. Anschließend alle Zutaten in eine Schüssel geben, mit dem Öl verrühren. Nun portionsweise mit dem Esslöffel ein Häufchen in die Suppe geben.

Expertentipp

Ein echter Fitmacher zum Mittag. Eiweißreich, durchblutungsfördernd. Die Schärfe der Chilischote fördert die Verdauung.

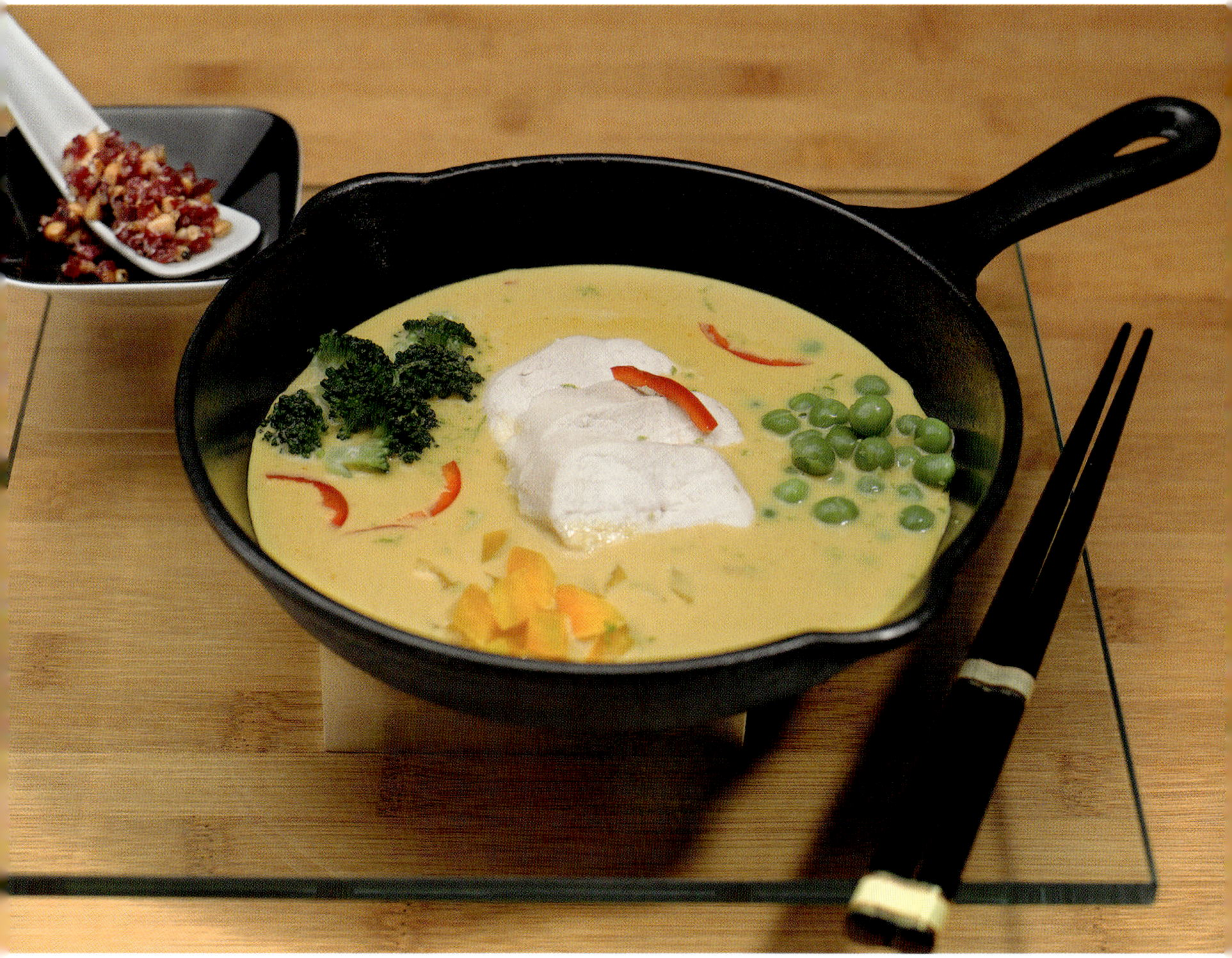

Graupensuppe mit Gartenkräutern und gedämpften Lachswürfeln

Zutaten für 4 Personen

3 mittelgroße Kartoffeln
2 Möhren
1/2 Sellerieknolle
30 g Lauch
70 g feine Perlgraupen
1 Schalotte
30 g Butter
800 ml Geflügelfond
100 ml Milch
1 Lorbeerblatt
180 g Lachsfilet
Salz, Pfeffer
1 EL glatte Petersilie
1/2 TL Kerbel
1 EL Schnittlauch

Zubereitungszeit: ca. 40 Minuten

Zubereitung

Für die Einlage der Suppe die Kartoffeln, Möhren und Sellerieknolle schälen, waschen und in Würfel schneiden. Lauch putzen, in Streifen scheiden und waschen. Das Gemüse beiseite stellen.

Graupen waschen. Schalotte schälen und fein würfeln. 20 g Butter in einem Topf erhitzen, Schalotten darin anschwitzen, Graupen dazugeben und mit Geflügelfond auffüllen. Mit Lorbeerblatt, Pfeffer und Salz würzen, ca. 30 Minuten köcheln.

Dann die Milch dazugeben. Ein Viertel der Graupen entnehmen. Die restliche Suppe mit dem Mixer pürieren.

Butter in der Pfanne erhitzen. Das Gemüse darin anschwitzen. Die Graupen in die Suppe geben. Nochmals aufkochen und abschmecken.

Lachs würfeln und in der Suppe ca. 3 Minuten ziehen lassen. Klein geschnittene Kräuter dazu. Fertig!

Expertentipp

Leicht, mineralstoffreich, mit Omega-3-Gehirnfettsäuren.

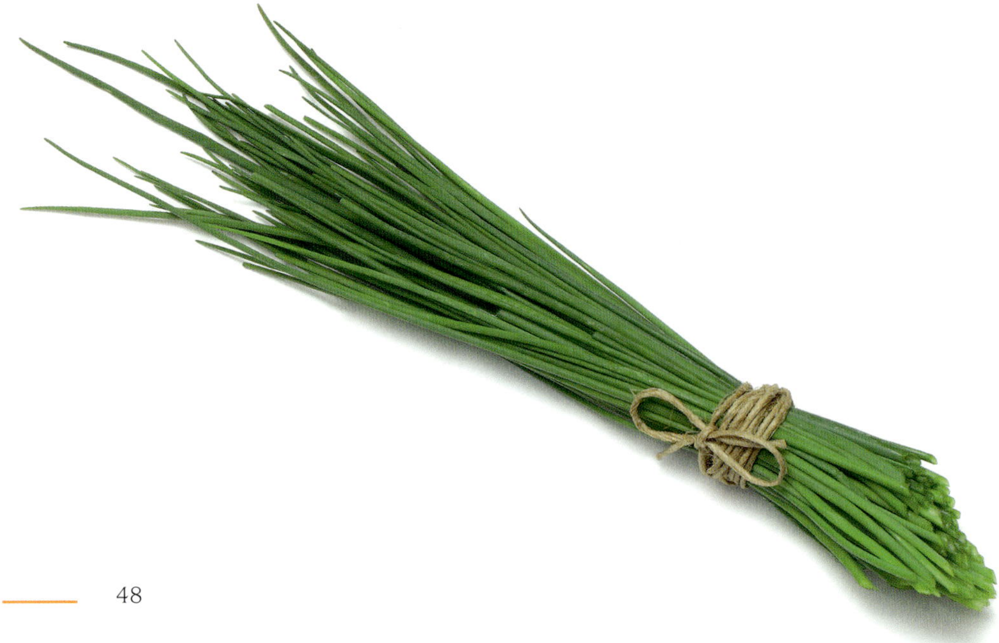

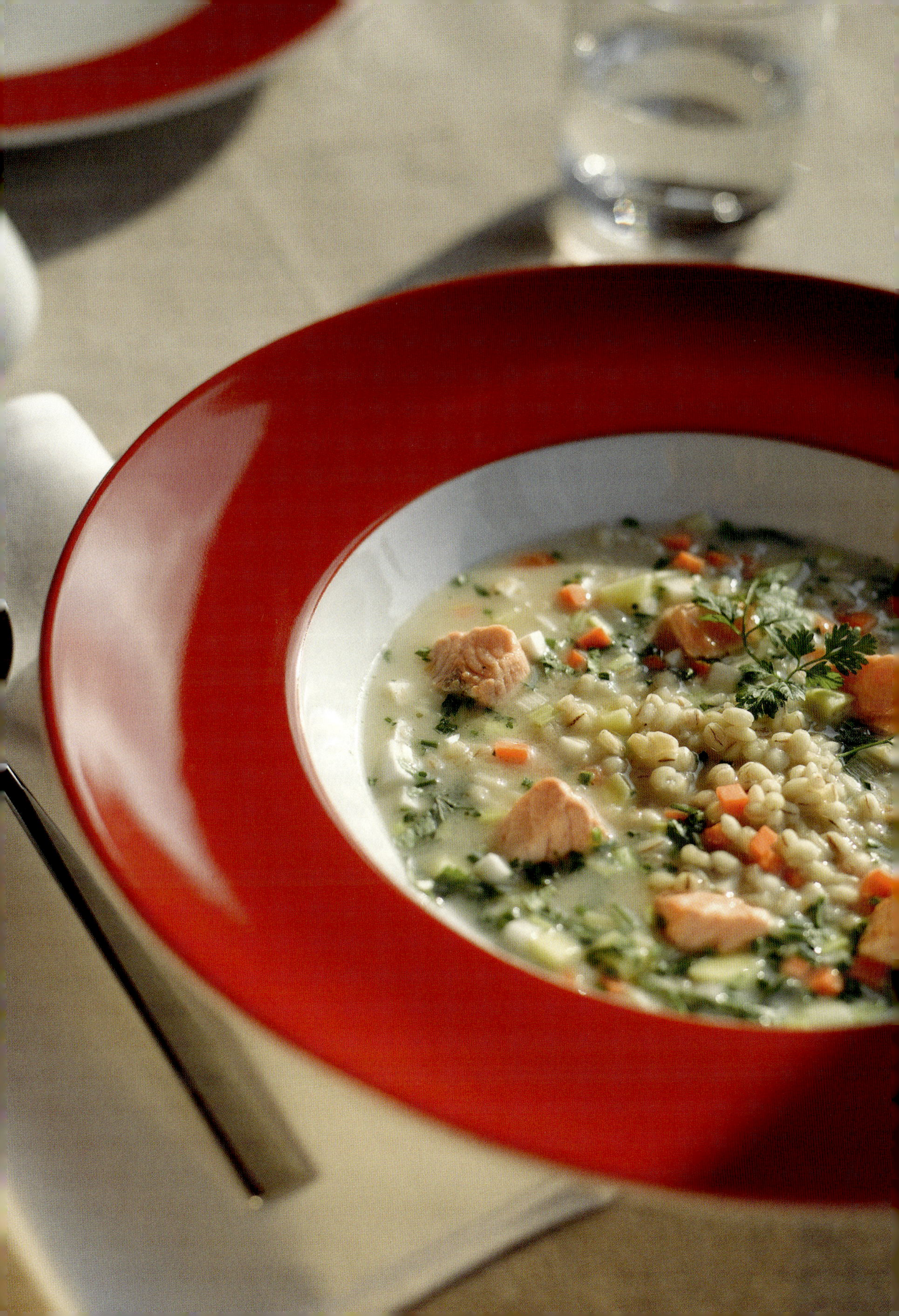

Kürbis-Kartoffelsuppe mit Scampi

Zutaten für 4 Personen

750 g Hokkaido-Kürbis
200 g Kartoffeln
1 Zwiebel
30 g frischer Ingwer
40 g Butter
1 Zweig Rosmarin
600 ml Gemüsefond
100 ml Schlagsahne
100 ml Orangensaft, frisch gepresst
1 TL Honig
1 EL Kürbiskerne
$^1/_2$ rote Chilischote
2 EL Olivenöl
4 Scampi à 60 g
Salz, Pfeffer
Vitaquell Kürbiskernöl zum Beträufeln

Zubereitungszeit: 40 Minuten

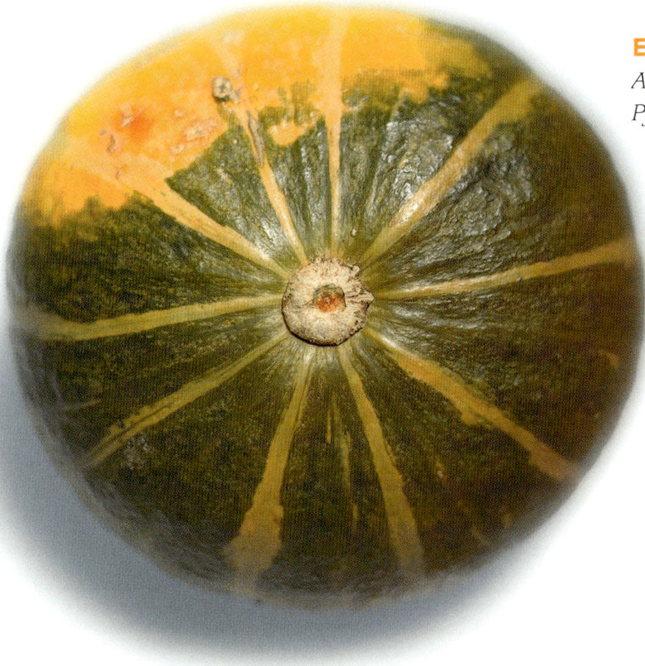

Zubereitung

Hokkaido-Kürbise müssen nicht geschält werden, da die Schale essbar ist!

Kürbis waschen, halbieren, entkernen in schmale Spalten schneiden und würfeln. Kartoffeln schälen, waschen, würfeln. Ingwer und Zwiebeln schälen und klein schneiden. Chili waschen, halbieren, entkernen und in feine Streifen schneiden.

Butter in einem Topf erhitzen, Kürbis, Kartoffeln, Zwiebeln, Ingwer, Chili und Rosmarinzweig darin anschwitzen. Mit Gemüsefond und Sahne auffüllen, aufkochen und bei mittlerer Hitze 20 Minuten zugedeckt köcheln lassen.

Den Rosmarinzweig entfernen. Orangensaft und Honig in die Suppe geben und mit dem Pürierstab fein pürieren. Mit Salz und Pfeffer würzen.

In einer heißen Pfanne die Kürbiskerne ohne Fett rösten. Die Kerne aus der Pfanne nehmen und mit 2 EL Olivenöl die Scampi darin braten. Mit Pfeffer und Salz abschmecken. Scampi klein schneiden, auf die Teller verteilen und mit der Suppe auffüllen. Kürbiskerne darüber streuen und mit Kürbiskernöl beträufeln.

Expertentipp

Anregend, mineralstoffreich, enthält bioaktive Pflanzenstoffe, vor allem Carotinoide.

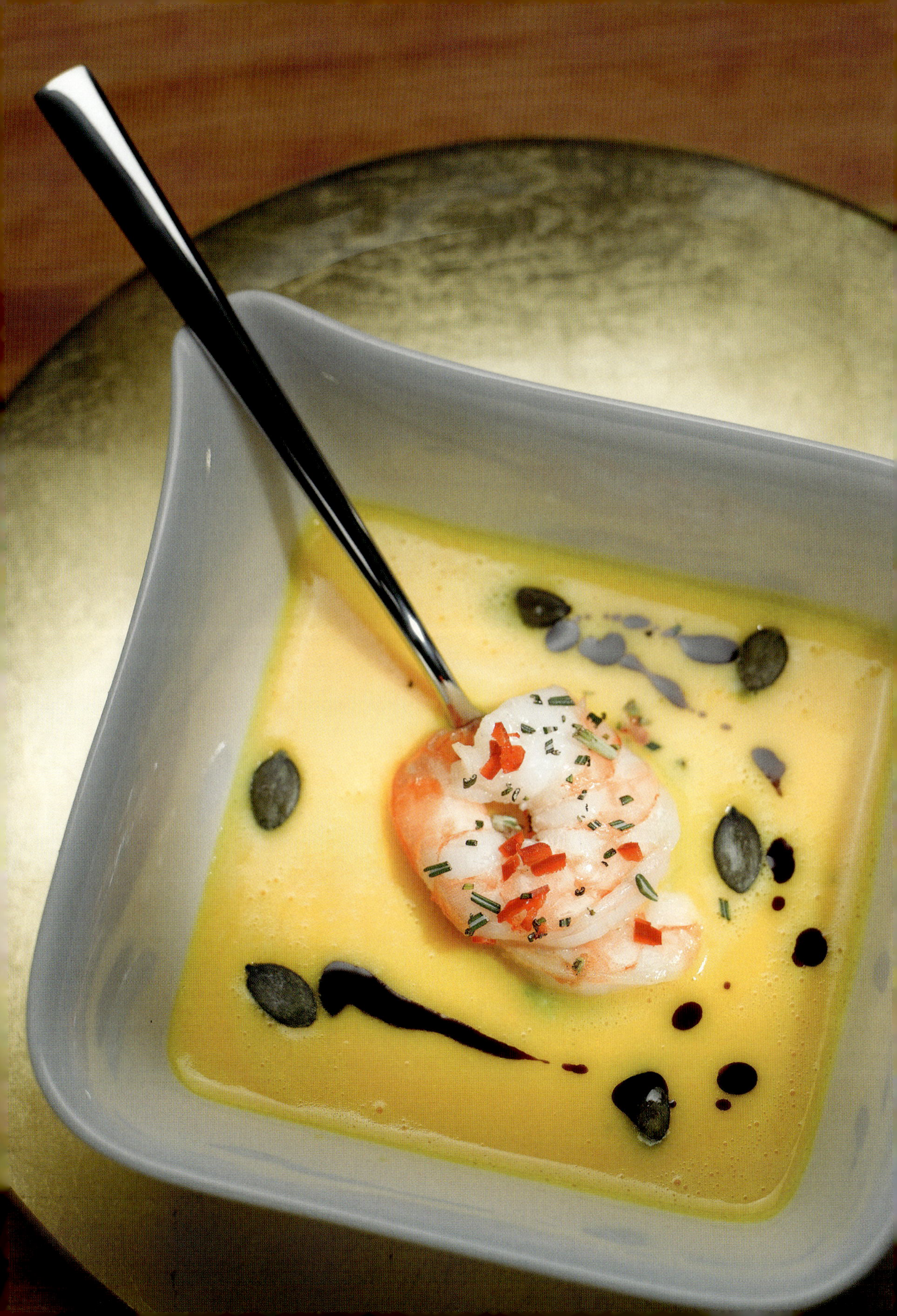

Zuckerschotensuppe mit Büsumer Krabben und Zitronensahne

Zutaten für 4 Personen
300 g Kartoffeln
600 g Zuckerschoten
Salz, Pfeffer
100 g Schalotten
30 g Butter
200 ml Weißwein
600 ml Geflügelfond
200 ml Sahne
2 Zweige Thymian
1 unbehandelte Zitrone
120 g Büsumer Krabben

Zubereitungszeit: 60 Minuten

Zubereitung
Kartoffeln schälen, waschen, fein würfeln. Zuckerschoten waschen, putzen. 100 g Zuckerschoten in kochendem Salzwasser 3 Minuten blanchieren. Danach in feine Streifen schneiden und als Beilage zur Seite stellen.

Die Schalotten schälen, fein würfeln. Butter in einem Topf erhitzen und die Schalotten glasig dünsten. Die Kartoffeln dazugeben und mit Weißwein, Geflügelfond und 100 ml Sahne auffüllen. Alles 20 Minuten zugedeckt köcheln lassen.

Nach 10 Minuten die restlichen Zuckerschoten und den Thymian dazugeben. Zitronenschale fein abreiben, Saft auspressen. Anschließend den Thymianzweig aus der Suppe entfernen und die Suppe mit dem Pürierstab sehr fein pürieren. Mit Salz und Pfeffer abschmecken.

Die restliche Sahne halb steif schlagen. Die Zitronenschale und den Saft unterrühren und kaltstellen.

Die Zuckerschotenstreifen und die Krabben auf die Teller verteilen. Mit der heißen Suppe auffüllen und einem Klecks Zitronensahne garnieren. Fertig!

Expertentipp
Reich an Mineralstoffen und Spurenelementen wie Zink und Jod.

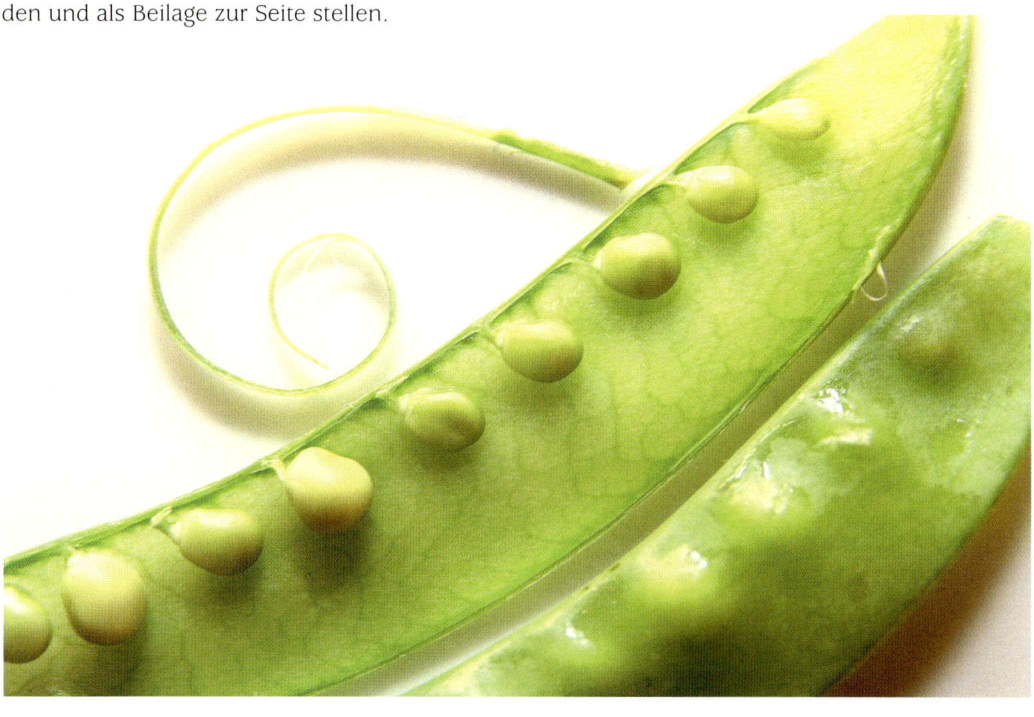

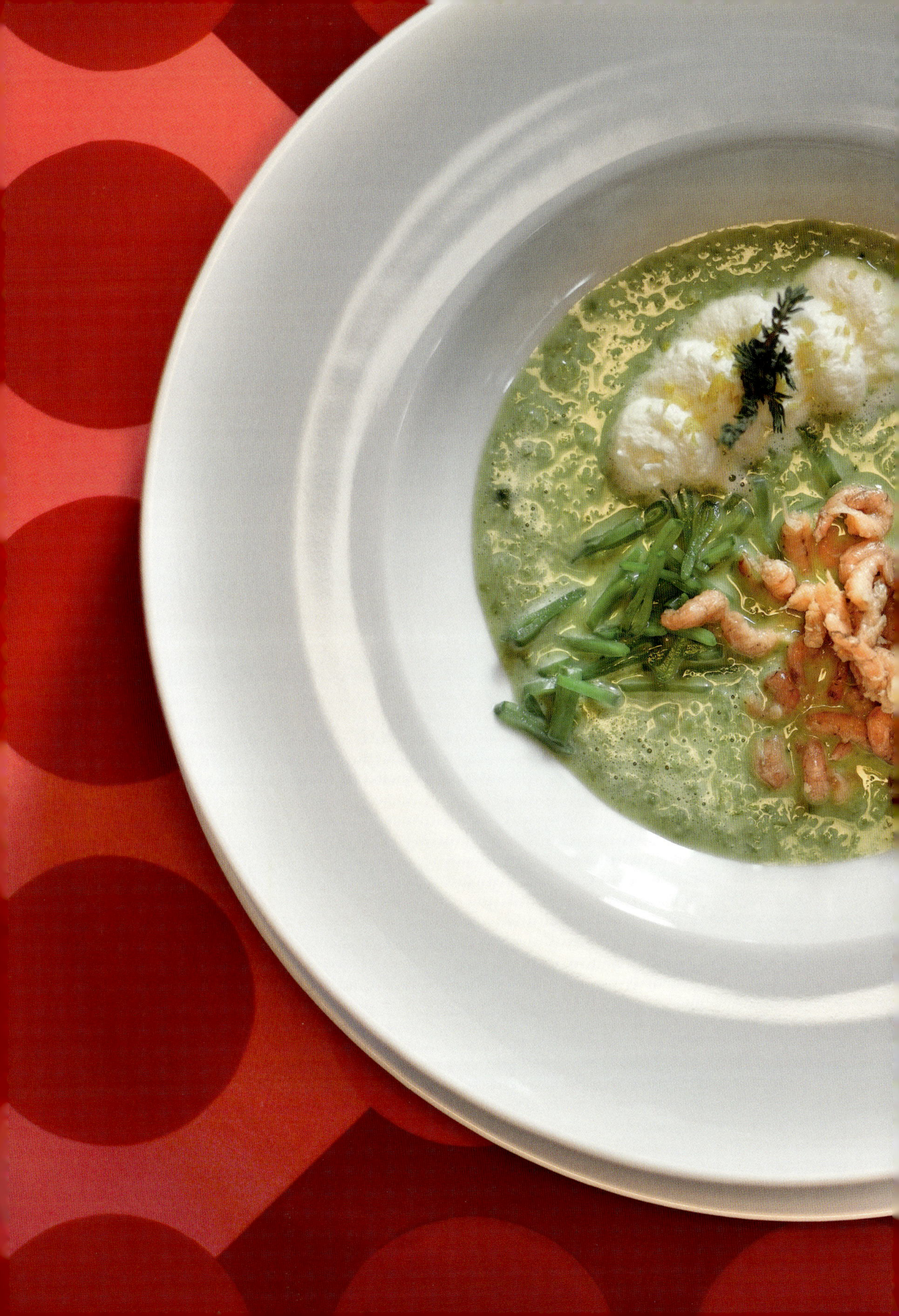

Salate

Avocado-Papaya-Salat mit Büffel-Mozzarella und Ingwerdressing

Foto rechts

Zutaten für 4 Personen

40 g frischer Ingwer
100 g Schalotten
1 unbehandelte Limette
2 EL mittelscharfer Senf
1 EL brauner Zucker
1 EL Honig
Salz
1/2 TL Chiliflocken
3 EL Arganöl
50 Pecannusskerne
300 g Büffel-Mozzarella
1 Salatgurke
250 g kleine Tomaten
125 g Römersalat
1 Papaya
1 reife Avocado
1 Bund Koriander

Zubereitungszeit: 40 Minuten

Zubereitung

Ingwer, Schalotten schälen und fein würfeln. Limette waschen, Schale abreiben, Saft auspressen. Mit Senf, Zucker, Salz, Chiliflocken und Olivenöl verrühren.

Pecannüsse fein hacken, Mozzarella würfeln. Gurke und Tomaten waschen, in Würfel schneiden. Salat waschen und in Streifen schneiden.

Papaya schälen, längs halbieren, Kerne herausschaben und Fruchtfleisch würfeln. Avocado längs halbieren, entkernen, Fruchtfleisch aus der Schale lösen und würfeln. Koriander grob schneiden, alles vermischen und anrichten. Mit warmem Baguette servieren.

Expertentipp

Fruchtig-frischer anregender Muntermacher mit herzgesunden ungesättigten Fettsäuren und einem Eiweiß-Plus.

Rucola-Paprika-Salat

Zutaten für 4 Personen

2 Zwiebeln
2 Knoblauchzehen
3 rote Paprikaschoten
150 g Rucola
Saft einer Zitrone
2 EL Olivenöl
50 g schwarze, entsteinte Oliven
Meersalz und frisch gemahlener Pfeffer

Zubereitungszeit: 20 Minuten

Zubereitung

Zwiebeln und Knoblauch schälen und fein würfeln. Paprika halbieren, waschen, Scheidewände herausschneiden, würfeln. Rucola waschen, kleinzupfen. Zitronensaft, Olivenöl, Pfeffer und Salz hinzugeben. Oliven in Scheiben schneiden. Alles miteinander vermischen und genießen.

Dazu passen Vollkornspaghetti mit Lachs, Rezept S. 93.

Expertentipp

Rucola hat viel Eisen und erhöht die Denkfunktion, braucht aber viel Vitamin C, um aufgenommen werden zu können. Das garantieren die Paprika und die Zitrone durch ihren hohen Vitamin-C-Anteil.

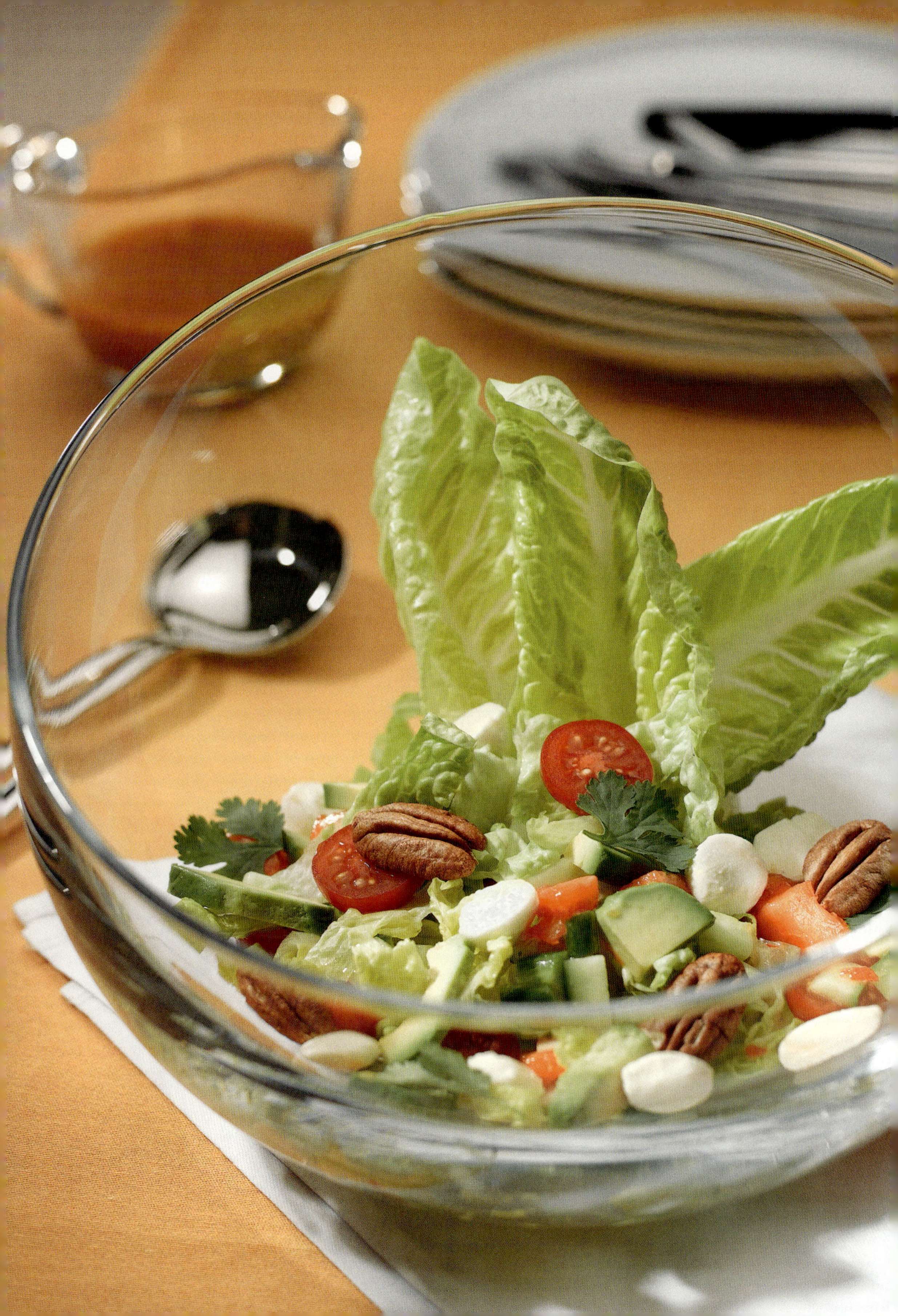

Gemischter Blattsalat mit gepfefferten Honig-Äpfeln und Kalbsleberstreifen mit Parmesandressing

Zutaten für 4 Personen

Für den Salat:
300 g gemischter Salat (z. B. Chicoree, Radicchio, Feldsalat)
$^{1}/_{2}$ Bund glatte Petersilie
2 Äpfel
5 EL Traubenkernöl
1 EL flüssiger Honig
grober, schwarzer Pfeffer
250 g Kalbsleber

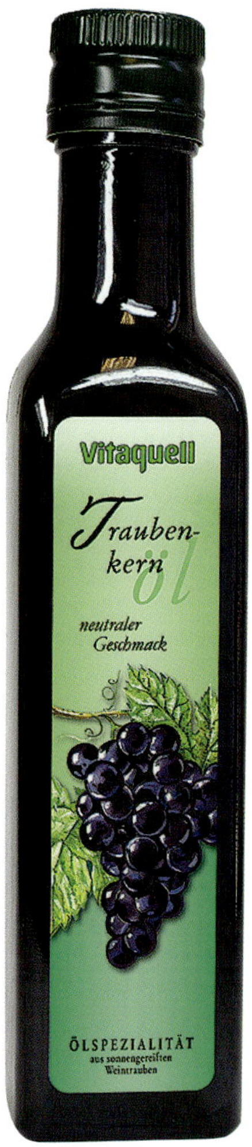

Für das Dressing:
40 g Parmesan
1 Eigelb
1 EL Weißwein
1 TL scharfer Senf
30 ml Magerjoghurt
1–2 EL Weißweinessig
Salz, Pfeffer

Zubereitungszeit: 45 Minuten

Zubereitung

Salat putzen, waschen und in Stücke zupfen. Petersilie waschen und klein hacken. Äpfel waschen, achteln und entkernen. In einer Pfanne mit 3 EL Traubenkernöl goldbraun anbraten. Honig und Petersilie dazugeben, mit grobem Pfeffer aus der Mühle kräftig würzen, einmal durchschwenken und beiseite stellen.

Für das Dressing 20 g Parmesan fein reiben. Eigelb, Weißwein und Senf mit dem Pürierstab in einem hohen Becher verquirlen. Das Öl langsam dazugeben. Parmesan, Joghurt und Essig in die Masse geben und glatt rühren. Mit Salz und Pfeffer würzen.

Die Leber mit 2 EL Traubenkernöl in einer Pfanne bei mittlerer Hitze von jeder Seite 2–3 Minuten braten. Salzen und pfeffern. Lauwarm in Streifen schneiden.

Salat auf einem Teller verteilen, Äpfel und Leberstreifen anrichten. Parmesandressing über den Salat geben.

Expertentipp

Das ganze ABC der Vitamine. Wertvolle Fettsäuren, Magnesium, Kalium, Eisen, Eiweiß.

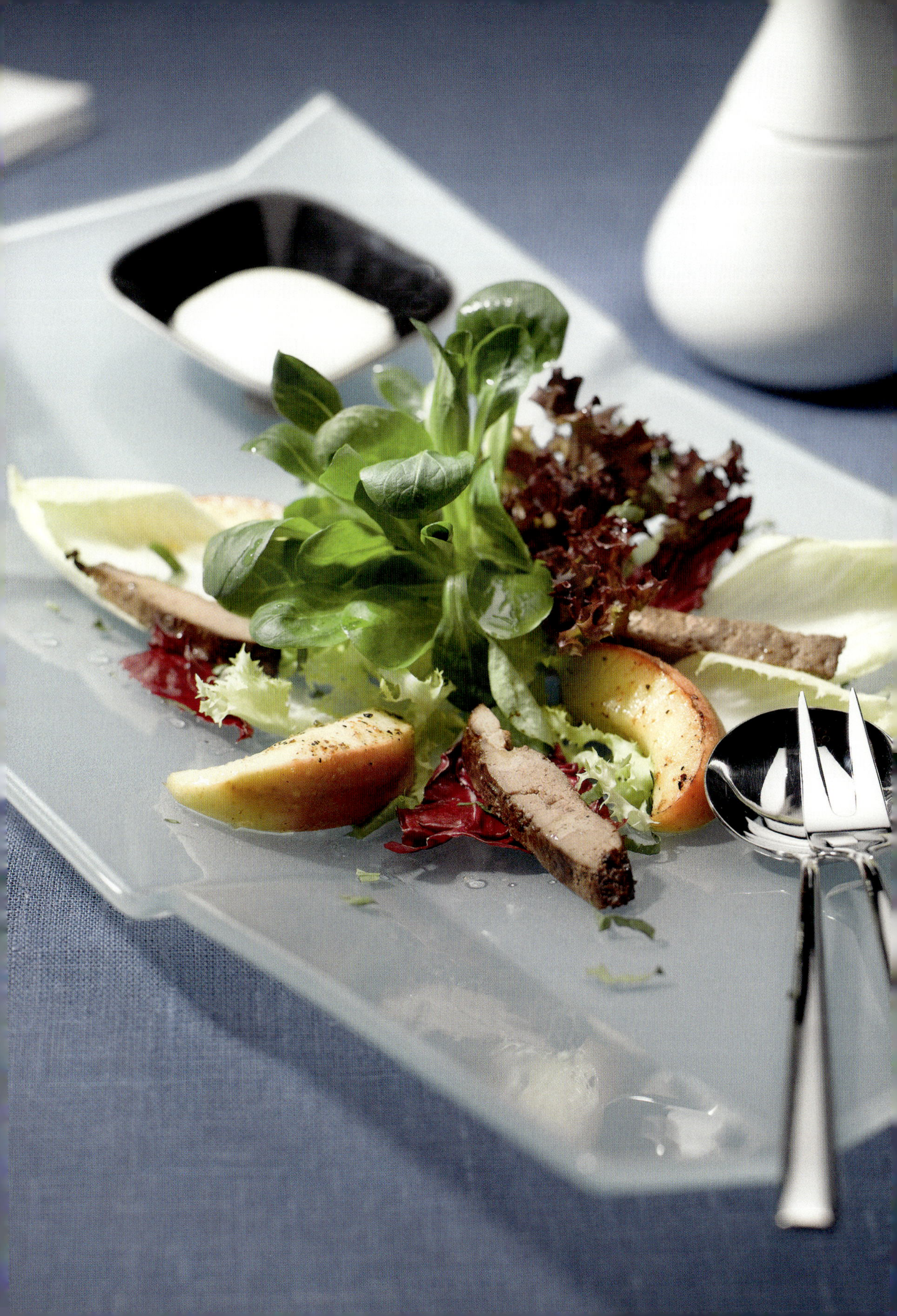

Salatteller mit Krabben

Zutaten für 4 Personen

1/2 Friseesalat
1/2 Bund Rauke
1 kleiner Radicchio
5 EL Balsamico-Bianco
3 EL Honig
100 g Crème fraîche
1 EL mittelscharfer Senf
5 EL Olivenöl
Saft 1/2 Zitrone
Salz, Pfeffer
40 g Schalotten
400 g rote Äpfel
2 EL Korinthen
100 g Nordseekrabben

Zubereitungszeit: 35 Minuten

Zubereitung

Die Salate putzen, waschen, trocken schleudern und in mundgerechte Stücke zupfen.

Für die Vinaigrette Essig, 1 EL Honig, Senf und Olivenöl glatt rühren. Mit Salz und Pfeffer würzen. Schalotten pellen, fein würfeln und unter das Dressing geben.

100 g Crème fraîche, 2 EL Honig, Zitronensaft, Pfeffer und Salz zu einer Soße verrühren. Äpfel waschen, ungeschält mit einer Ausstechform Kugeln ausstechen und in die Crème fraîche geben oder den Apfel in Spalten schneiden. Korinthen fein hacken und dazu geben.

Den Salat mit der Vinaigrette vermischen und auf Teller verteilen. Den Apfel-Korinthen-Salat rundum anrichten. Die Nordseekrabben waschen und locker drüberstreuen. Servieren!

Tipp

Gute Nährstoff-Kombination. Rauke und Krabben enthalten viel Eisen, das unter anderem die Denkfunktion erhöht. Damit der Körper, das Eisen optimal auswerten kann, sollte man dazu eine extra Portion Vitamin C aufnehmen. Dafür sorgen die Äpfel und der Zitronensaft.

Expertentipp

Reich an Vitamin C, Zink, Jod, Eisen, Magnesium und Kalium, wertvollen einfach ungesättigten Fettsäuren und bioaktiven Pflanzenstoffen.

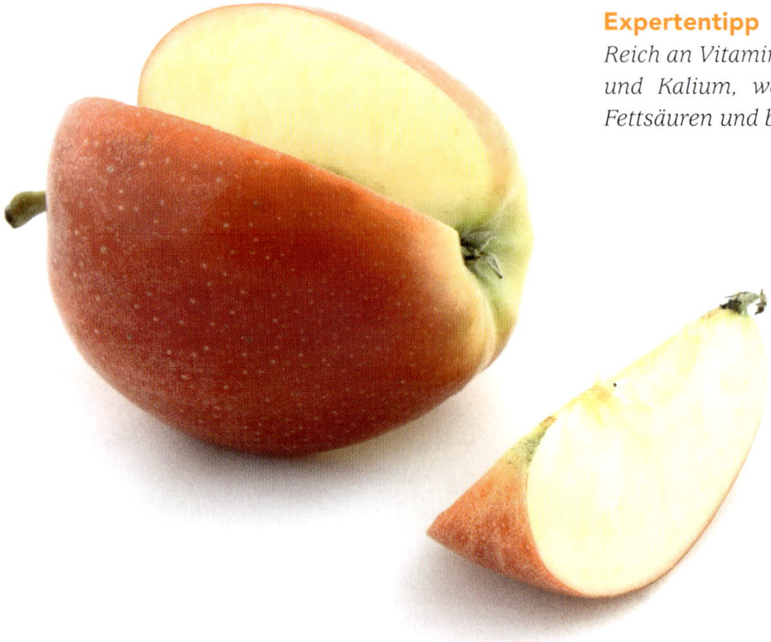

Gratinierter Ziegenkäse auf Radieschen-Sprossen-Salat mit Honig-Vinaigrette

Zutaten für 4 Personen

Für den Salat:
1 Friseesalat
1 Bund Radieschen
$^1/_2$ kleine Salatgurke
20 g Sango-Sprossen
20 g Rettichsprossen
20 g grobe, gemischte Sprossen
20 g Alfalfasprossen
20 g Zwiebelsprossen
1 Bund Petersilie
1 Bund Schnittlauch

Für die Vinaigrette:
1 gewürfelte rote Zwiebel
60 g flüssiger Honig
3 EL Balsamicoessig
Salz, Pfeffer
3 EL Traubenkernöl

Für den Ziegenkäse:
8 Ziegenkäsetaler z. B. Picandeau
20 g brauner Zucker

Zubereitungszeit: 20 Minuten

Zubereitung

Salat, Radieschen, Kräuter waschen. Salat in Stücke zupfen. Radieschen säubern, in Scheiben schneiden. Gurke schälen, halbieren, entkernen, in Scheiben schneiden. Kräuter klein schneiden. Alles mit den Sprossen in eine Schüssel geben.

Für die Vinaigrette alle Zutaten verrühren und etwa $^2/_3$ über den Salat geben. Auf Tellern mittig anrichten.

Ziegenkäse mit braunem Zucker bestreuen mit dem Bunsenbrenner gratinieren oder im Ofen grillen, bis der Zucker braun wird. Je 2 Taler auf den Salat geben. Restliche Vinaigrette rundherum träufeln. Guten Appetit!

Expertentipp

Vitaminreicher Muntermacher mit Eiweiß, Kalzium, bioaktiven Pflanzenstoffen und wertvollen Fettsäuren.

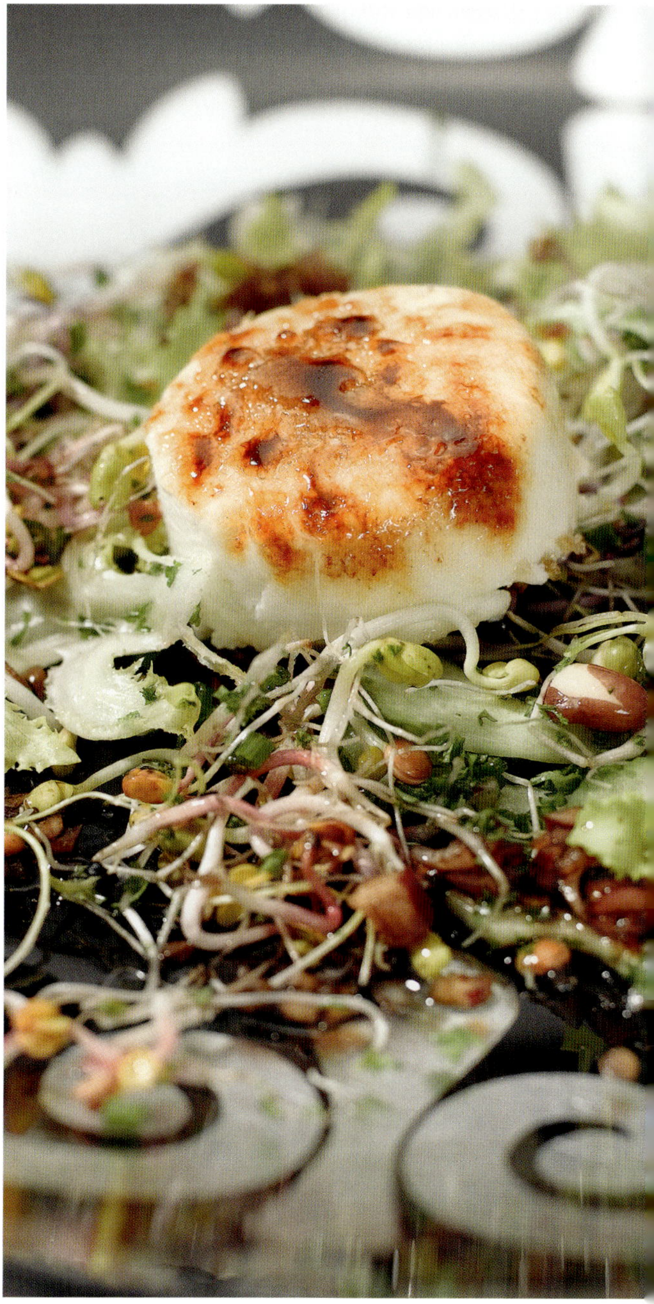

Fleischgerichte

Asia-Entenbrust auf Mangokraut

Zubereitungszeit: 50 Minuten

Zutaten für 4 Personen

800 g Entenbrustfilet
Salz, Pfeffer
2 EL Balsamicoessig
4 EL Sojasoße
4 EL Ahornsirup
400 g Sauerkraut frisch oder Konserve
2 mittelgroße Zwiebeln
3 EL Mandelöl
3 EL Zucker
150 ml Gemüsebrühe
2 Mangos
1 rote Pfefferschote
2 Zweige Thymian

Zubereitung

Entenbrust waschen, trocken tupfen. Die Haut mit einem scharfen Messer kreuzweise einritzen. Von beiden Seiten würzen und mit der Hautseite nach unten in eine heiße Pfanne legen. Ohne Fett! Von jeder Seite 4–5 Minuten anbraten.

Sojasoße mit Ahornsirup und Essig verrühren. Backofen auf 220 °C vorheizen. Die Entenbrust mit der Hautseite nach oben auf der mittleren Schiene 10 Minuten braten, mehrmals mit Soße bepinseln. Rest beiseite stellen.

Sauerkraut abtropfen lassen. Zwiebeln schälen, fein würfeln und im Topf mit heißem

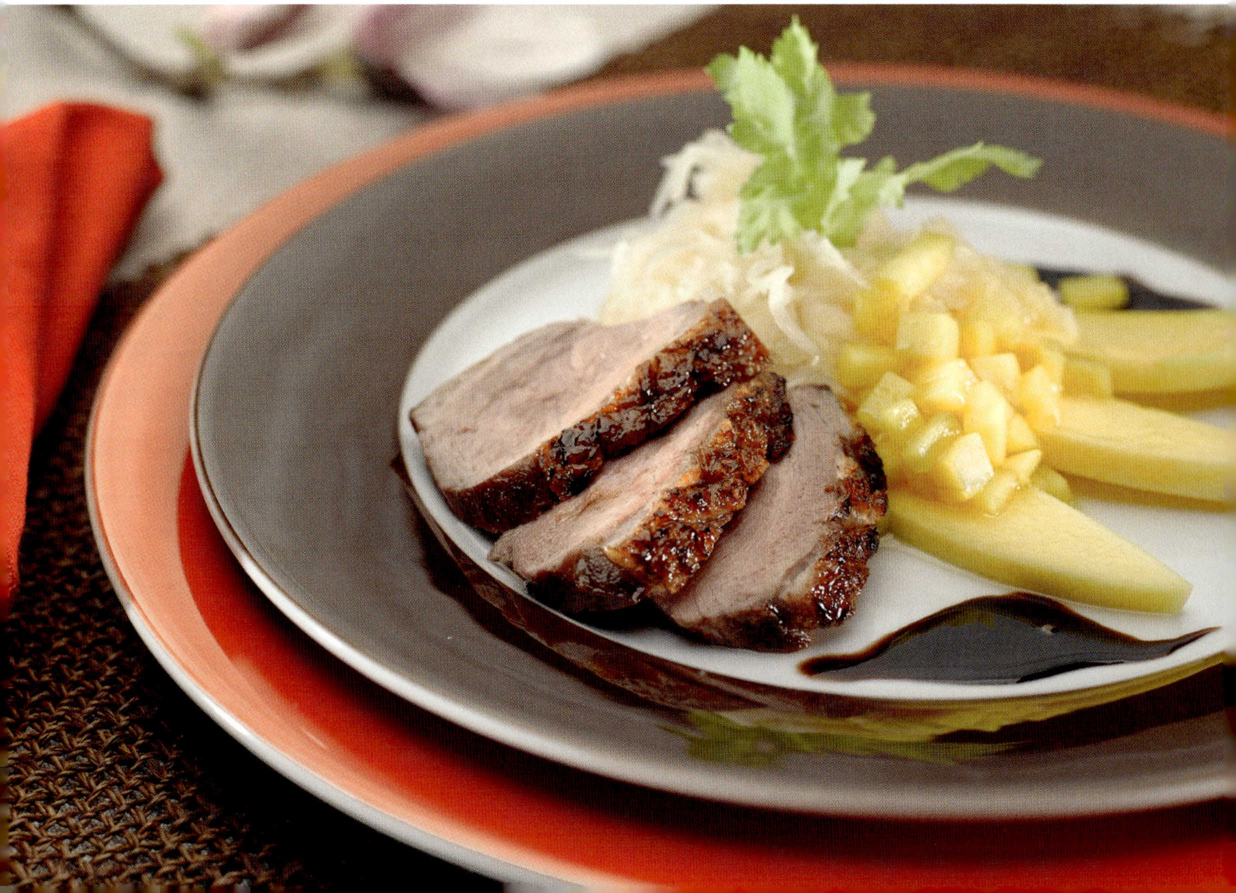

Öl glasig dünsten. Zucker zugeben und unter Rühren schmelzen lassen. Sauerkraut dazugeben und mit Brühe ablöschen. Zugedeckt bei kleiner Hitze 20 Minuten köcheln lassen.

Mangos schälen. Fruchtfleisch vom Stein entfernen und in kleine Würfel schneiden. Pfefferschote waschen, halbieren, entkernen und in Scheiben schneiden. 5 Minuten vor Ende der Garzeit zum Kraut geben. Mit Salz und Pfeffer würzen. Thymianblätter abzupfen und unter das Kraut rühren.

Die Entenbrüste aus dem Ofen nehmen, in Alufolie wickeln und 10 Minuten ruhen lassen. Anschließend in Scheiben schneiden, mit dem Kraut auf Tellern anrichten und mit der restlichen Sojasoße umgießen.

Expertentipp

Reich an Eiweiß, Ballaststoffen, Carotinoiden, B-Vitaminen und Mineralstoffen

Minutensteak vom Rind mit Kartoffelsalat

Zutaten für 4 Personen

1 kg festkochende Kartoffeln
3 Schalotten
100 ml Geflügelfond
80 ml Weißweinessig 5 %
2 EL Mayonnaise 40 %
2 Gewürzgurken
12 Cocktailtomaten
1 Bund Rucolasalat
4 Steaks à 160 g
3 EL Rapsöl
Salz und Pfeffer

Zubereitungszeit 50 Minuten

Zubereitung

Die Kartoffeln 20 Minuten kochen, währenddessen die Steaks unter Frischhaltefolie auf ca. 1 cm Dicke plattieren. Die Kartoffeln abgießen und etwas abkühlen lassen, pellen und in gleichmäßig dicke Scheiben in eine Schüssel schneiden.

Die Schalotten schälen, in feine Würfel schneiden und zusammen mit dem Fond und dem Weißweinessig aufkochen. Mit Salz und Pfeffer würzen und über die Kartoffelscheiben gießen, vermengen, nachwürzen.

2 EL Mayonnaise in eine Schüssel geben. Gewürzgurken vierteln und in dünne Scheiben schneiden. Cocktailtomaten waschen und halbieren. Rucolasalat waschen und in feine Streifen schneiden. Alles in einer die Schüssel mit der Majonaise gut vermischen.

Öl in der Pfanne erhitzen und die Steaks darin von jeder Seite 1 Minute braten. Zum Schluss mit Pfeffer und Salz würzen.

Expertentipp

Leichte Protein-Kohlenhydrat-Kombination mit B-Vitaminen, Eisen und Zink.

***Rapsöl** hat neben dem hohen Gehalt an gesundheitlich wertvollen einfach ungesättigten Fettsäuren ein ausgewogenes Verhältnis von Omega-6- zu Omega-3-Fettsäuren; es ist reich an Vitamin E und vielseitig in der Küche verwendbar. Spitzenqualität – kaltgepresst, nativ, z. B. von Vitaquell aus dem Reformhaus.*

Gebratenes Lammfilet auf Spargelnudeln mit Kerbel und Tomaten

Zutaten für 4 Personen

500 g weißer Spargel
200 g grüner Spargel
12 Lammfilets
2 Schalotten
2 EL Rapsöl
14 Cocktailtomaten
2 EL Olivenöl
6 EL Weißwein
125 ml Schlagsahne 30 % Fett
Salz, Pfeffer
200 g Vollkorn-Tagliatelle
1 EL geschnittener Kerbel
1 TL Tandoori-Paste
40 g Pinienkerne

Zubereitungszeit: 50 Minuten

Zubereitung

Spargel waschen, schälen, grüner Spargel, nur im unteren Drittel schälen, Enden abschneiden. Spargel sehr schräg in dünne längliche Scheiben schneiden.

Schalotte abziehen und feinwürfeln, Tomaten waschen, halbieren mit Pfeffer und Salz würzen, auf eine Platte legen im Ofen bei 180 °C, 10 Minuten warm werden lassen.

Tagliatelle in kochendem Salzwasser laut Packungsanweisung bissfest garen und abgießen. Pinienkerne in einer Pfanne ohne Fett braun rösten.

Lammfilets mit Pfeffer und Salz würzen, in einer Pfanne mit dem Rapsöl braten, ca. 3 Minuten warm stellen.

In der Zwischenzeit Spargel in 2 Portionen in einer großen Pfanne bissfest garen. Dafür jeweils die Hälfte der Schalottenwürfel in Olivenöl andünsten, Wein dazu und einkochen lassen. Spargel und Sahne dazugeben, 5–7 Minuten köcheln lassen. Mit Tandoori-Paste, Pfef-

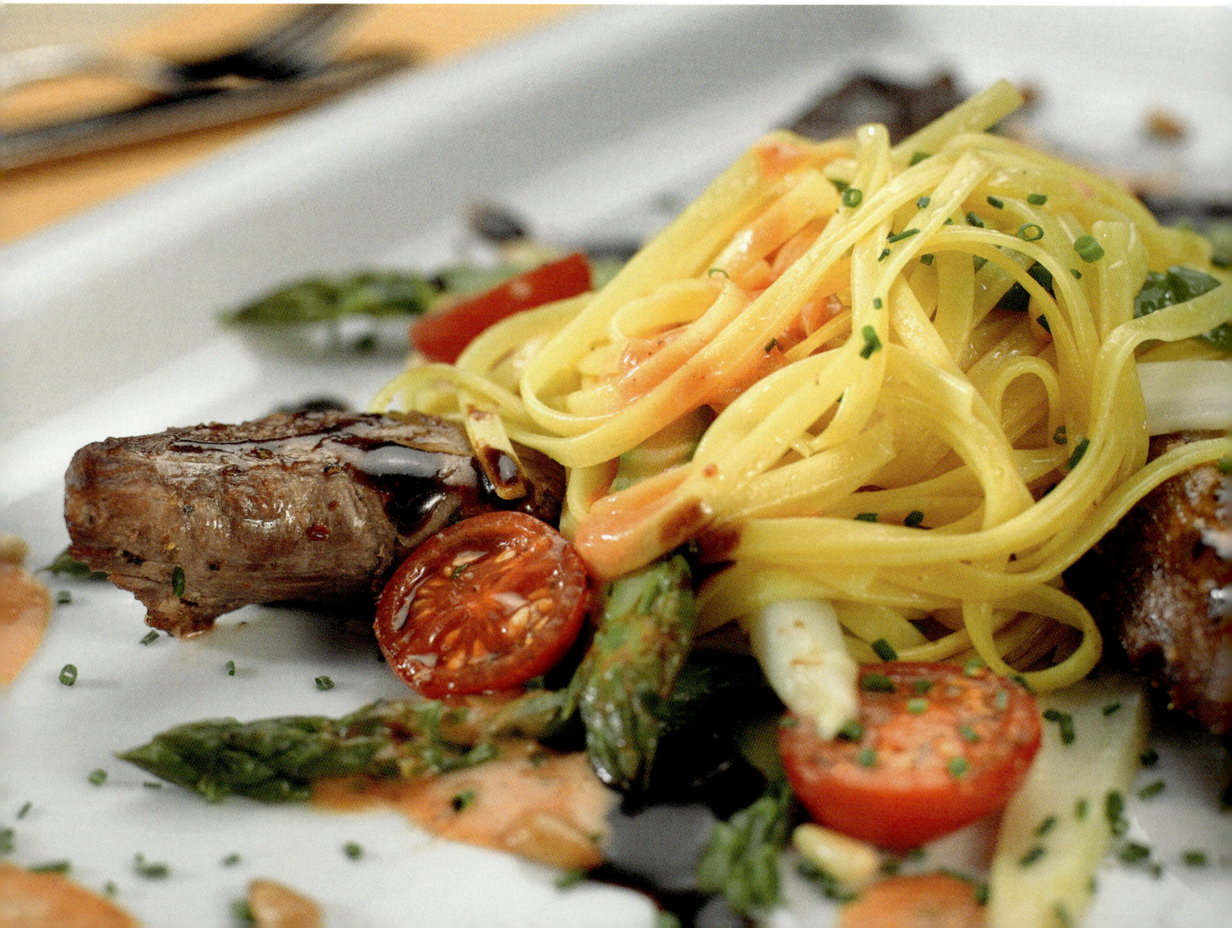

fer und Salz würzen. Kerbel waschen, klein schneiden, hinein in den Topf, kurz aufkochen. Tagliatelle auf großen Tellern anrichten. Pinienkerne drüberstreuen, Lammfilets anlegen und mit den warmen Tomaten dekorieren.

Man kann das Lamm auch durch Fisch oder Geflügel ersetzen.

Expertentipp

Leichtes Frühlingsessen, weckt die Lebensgeister, reich an Spurenelementen.

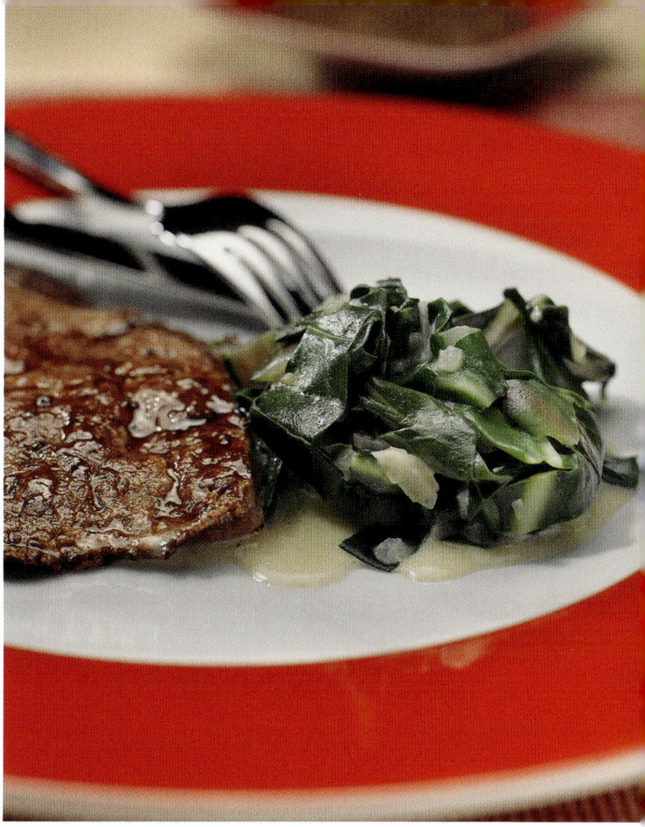

Gebratene Kalbsleber mit Schalotten-Senfsoße auf Rahmmangold

Zutaten für 4 Personen

1,5 kg Mangold
6 EL Butter
2 Knoblauchzehen
4 Schalotten
120 ml Sahne
Salz, Pfeffer
4 Scheiben Kalbsleber à 160 g, etwa 1 cm dick
2 EL Rapsöl
100 g Mehl
2 EL Sherryessig
60 ml trockener Weißwein
60 ml Geflügelfond
2 EL Dijonsenf
2 EL Petersilie, gehackt
1 EL Estragon, geschnitten

Zubereitungszeit: 50 Minuten

Zubereitung

Mangold waschen, Stiele abschneiden und in kochendem Wasser 2–3 Minuten blanchieren. Auf einem Sieb abtropfen lassen und grob hacken.

4 EL Butter zerlassen, Knoblauch und Schalotten schälen, fein würfeln und 2 Minuten anschwitzen. Mangold und Sahne dazugeben, aufkochen lassen, mit Pfeffer und Salz würzen.

Die Leberscheiben kalt abspülen und mit Küchenpapier trocken tupfen. Rapsöl in einer großen Pfanne erhitzen. Leberscheiben in Mehl wenden, abklopfen und die Scheiben von jeder Seite 3–4 Minuten braten. Danach mit Salz und Pfeffer würzen und warm stellen.

2 EL Butter in die Pfanne geben, die Schalottenwürfel anschwitzen, mit Essig und Weißwein ablöschen und auf die Hälfte einkochen.

Geflügelfond, Sahne und Senf dazugeben, um die Hälfte reduzieren. Petersilie und Estragon waschen, klein schneiden und zu dem Fond geben. Mit Salz und Pfeffer abschmecken.

Mangold auf vorgewärmten Tellern anrichten, die Leber darauflegen und mit der Soße umgießen. Sofort servieren.

Expertentipp

Multi-Vitamin-Mineralstoff-Kombination. Reich an B-Vitaminen und Eisen für die Blutbildung.

Vegetarische Gerichte

Gefüllte Paprikaschoten mit Tofu und Dinkel auf Kurkumasoße

Zutaten für 4 Personen

Für die Paprikaschoten:

100 g Dinkelkörner
3/8 l Gemüsefond
1 Möhre
1 Bund Lauchzwiebeln
1 Zucchini
200 g Austernpilze
1 Zwiebel (ca. 50 g)
1 Knoblauchzehe
20 g Butter
Salz, Pfeffer
1/8 l Weißwein
200 g Kräutertofu
1/2 Bund glatte Petersilie
1/2 Bund Schnittlauch
150 g mittelalter Gouda
2 rote Paprika
2 gelbe Paprika

Für die Soße:

20 g Butter
25 g Weizenvollkornmehl
3/8 l Gemüsefond
2 EL Kurkuma
6 EL Sahne
Salz, Pfeffer und eine Prise Zucker

Zubereitungszeit: 70 Minuten

Zubereitung

Dinkel und 200 ml Brühe in einen Topf geben, kurz aufkochen und ca. 30 Minuten quellen lassen. Lauch, Möhren und Zucchini putzen, waschen, klein würfeln. Austernpilze mit dem Pinsel reinigen und in Stücke zupfen. Zwiebeln und Knoblauch schälen und würfeln. Butter in der Pfanne erhitzen, Zwiebeln und Knoblauch anschwitzen und das Gemüse dazugeben. Mit Salz und Pfeffer würzen, Weißwein dazugießen und 7 Minuten dünsten. In eine Schüssel füllen und abkühlen lassen.

Kräutertofu in 1 cm große Würfel schneiden. Petersilie und Schnittlauch waschen, klein schneiden, mit dem Dinkel und 100 g geriebenem Gouda zu dem kalten Gemüse geben.

Paprika waschen, längs halbieren, Stiele stehen lassen, Kerngehäuse und die Trennwände herausschneiden. Auf ein tiefes Backblech setzten. Gemüsefüllung in die Paprikahälften verteilen, mit dem restlichen Käse bestreuen. Brühe dazugießen und im vorgeheizten Backofen bei 170 °C 40 Minuten garen.

Für die Soße Butter im Topf erhitzen, Mehl zufügen und unter Rühren anschwitzen. Kurkuma einstreuen, mit Brühe auffüllen, kurz aufkochen, mit dem Paprikafond vom Blech und der Sahne nochmals 5 Minuten köcheln. Mit Salz, Pfeffer und einer Prise Zucker abschmecken. Servieren und fertig.

Expertentipp

Reich an pflanzlichem Eiweiß, Ballaststoffen, Mineralstoffen, Vitamin C und bioaktiven Pflanzenstoffen.

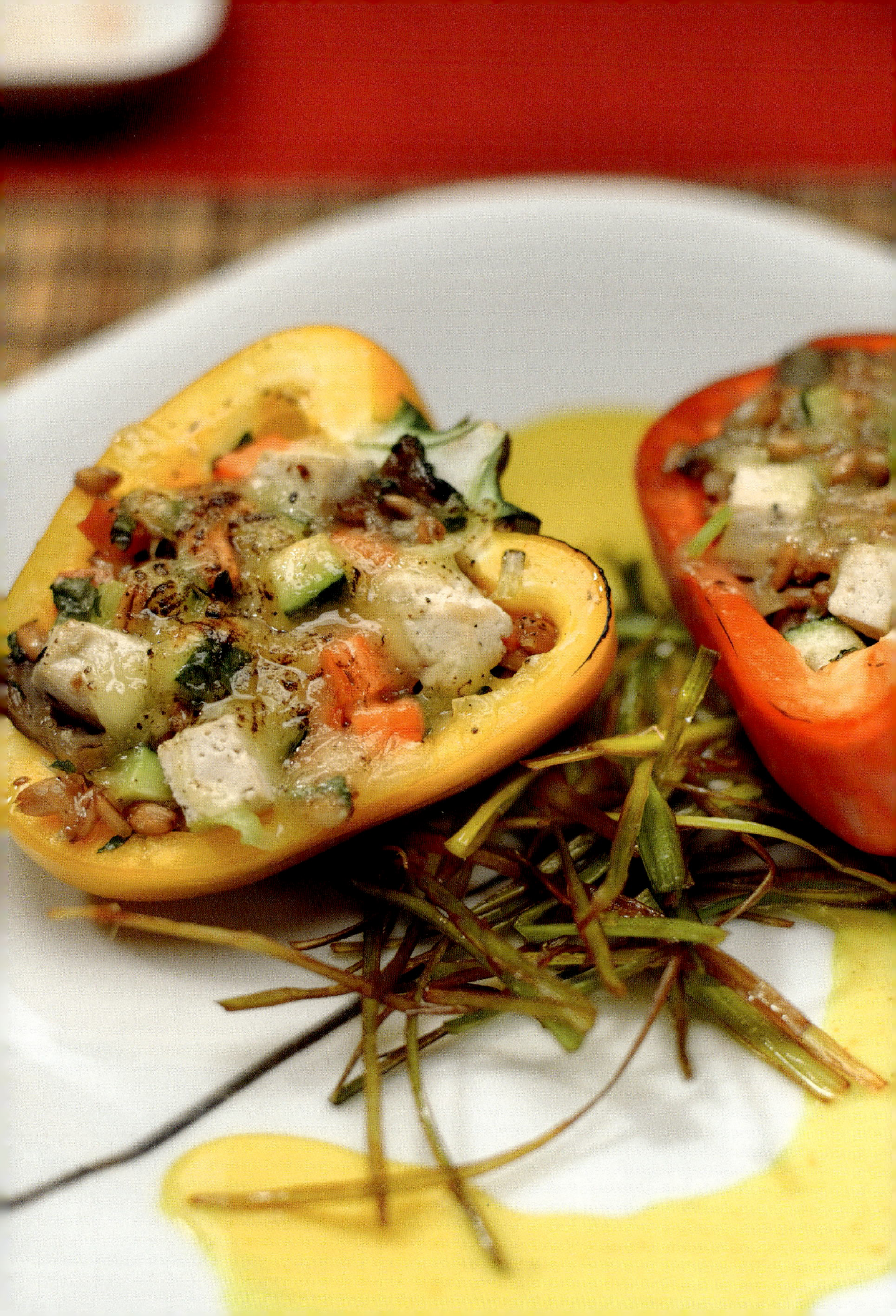

Gemüse-Tofu-Bällchen

Zutaten für 4 Personen

150 g Blumenkohl
150 g Broccoli
150 g Kartoffeln
100 g Tofu natur
je 50 g Basilikum, Dill, Schnittlauch
je 30 g Zitronenmelisse, Petersilie, Blattkoriander
100 g Kichererbsenmehl
Salz, Pfeffer aus der Mühle
2 g Garam Masala
2 Eier
Rapsöl zum Ausbacken

Zubereitungszeit: 30 Minuten

Zubereitung

Blumenkohl, Broccoli und Kartoffeln waschen, klein schneiden und in ein wenig gesalzenem Wasser garen. Inzwischen die Kräuter waschen, trocken tupfen, von den groben Stielen befreien und fein schneiden.

Gegartes Gemüse abdämpfen lassen, Tofu zerbröseln. Beides im Mixer zerkleinern. Kichererbsenmehl, Eier, Kräuter und Gewürze dazugeben, abschmecken. Aus der Masse Kugeln formen.

Rapsöl in einer Pfanne mit hohen Rand erhitzen und darin die Gemüsebällchen portionsweise schwimmend ausbacken. Herausnehmen und auf Küchenpapier abtropfen und warm stellen. Dazu passt Waldorfsalat, Rezept S. 43.

Expertentipp

Reich an Eiweiß, Ballaststoffen, Mineralstoffen und bioaktiven Pflanzenstoffen.

Gemüseragout mit Sojasprossen

Zutaten für 4 Personen

200 g Sojabohnensprossen
1 große Zucchini
1 große Aubergine
1 rote Paprikaschote
2 Tomaten
1 Zwiebel
2 Knoblauchzehen
2 EL Tomatenmark
4 EL Olivenöl
100 ml Gemüsebrühe
1 TL frischer Oregano
1 Bund Basilikum (Blätter klein schneiden)
150 g Magerjoghurt
Salz, Pfeffer

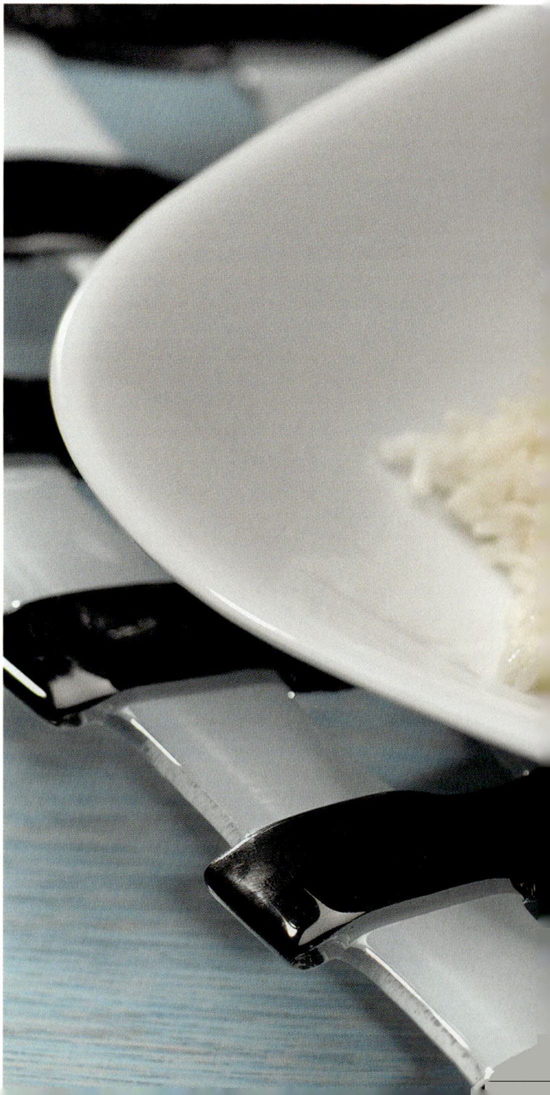

Zubereitungszeit: 45 Minuten

Zubereitung

Sojabohnensprossen abspülen und abtropfen lassen. Zwiebeln und Knoblauch schälen und fein hacken. Zucchini, Aubergine, Tomaten und Paprika waschen, putzen und in ca. 2 x 2 cm große Würfel schneiden.

1 EL Olivenöl in der Pfanne erhitzen. Zwiebeln, Knoblauch und die Auberginenwürfel anbraten, bis alles goldgelb ist. Paprikawürfel und Tomatenmark hinzufügen und unter Rühren ca. 2 Minuten erhitzen. Sojabohnensprossen und Zucchiniwürfel dazugeben. Mit Gemüsebrühe übergießen. Alles 10 Minuten bei niedriger Temperatur garen. Zuletzt die Tomatenwürfel untermischen und kurz aufkochen lassen. Das Gemüse soll bissfest bleiben. Oregano und Basilikum darüber streuen.

Joghurt mit 3 EL Olivenöl verrühren, mit Pfeffer und Salz abschmecken und über das Gemüseragout gießen. Mit Basmatireis servieren.

Expertentipp

Gemüse satt gegen das Mittagstief, Antioxidanzien-Cocktail gegen freie Radikale. Stärkt die Abwehr.

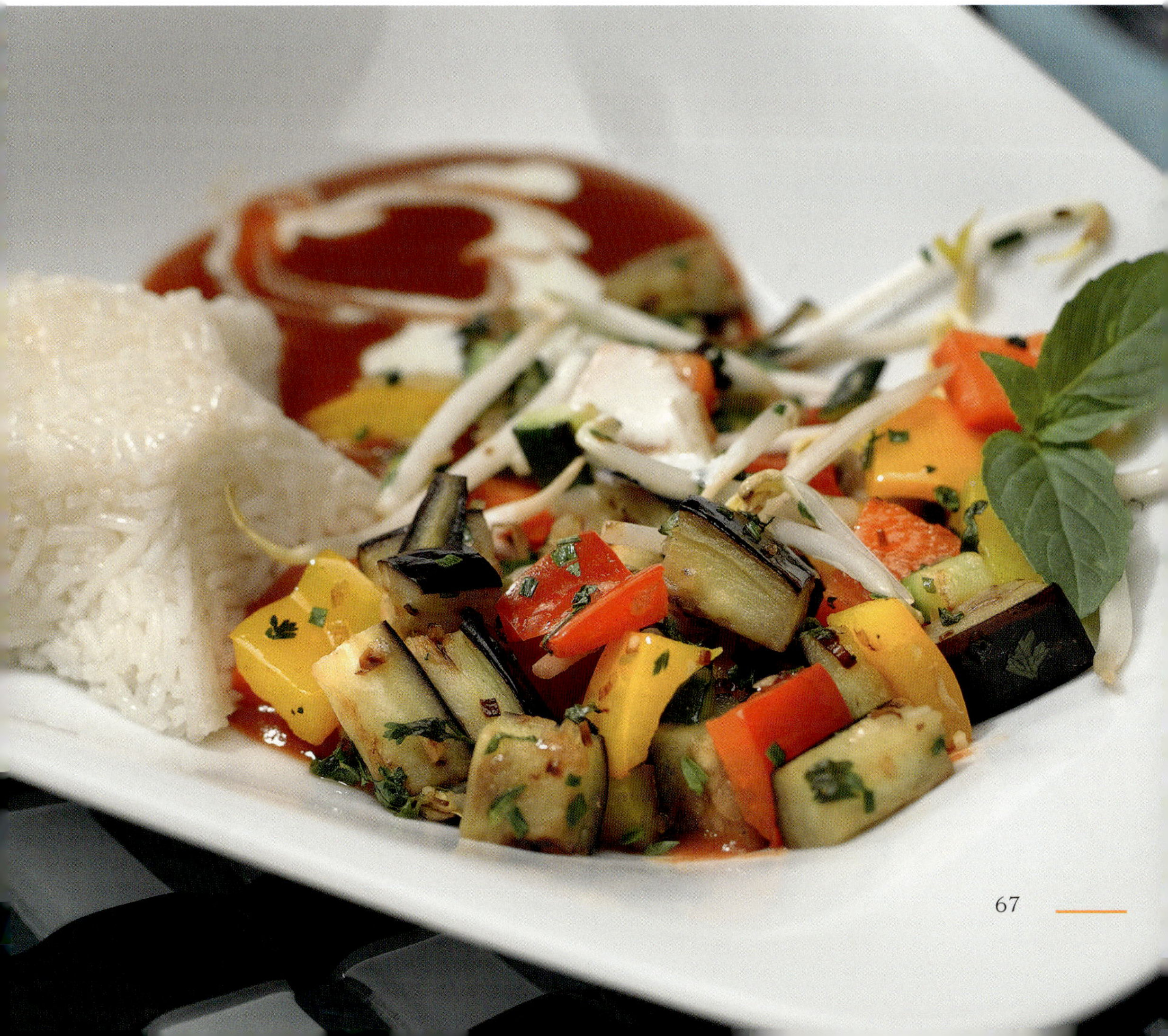

Kohlrabi-Sesam-Schnitzel mit Gurkenjoghurt

Zutaten für 4 Personen

4 Eier
100 g Gewürzgurken
1 Bund Schnittlauch
1 EL Mayonnaise, 40 % Fett
1–2 EL Zitronensaft, frisch gepresst
100 g Magerjoghurt
1 TL mittelscharfer Senf
3–4 Kohlrabi
100 g Mehl
200 g Sesamsaat
100 ml Rapsöl
1 EL Petersilie
Salz und Pfeffer

Zubereitungszeit: 50 Minuten

Zubereitung

Für den Gurkenjoghurt 2 Eier 9 Minuten kochen, abschrecken, pellen und fein hacken. Die Gewürzgurken fein würfeln. Schnittlauch waschen und in feine Ringe schneiden. Mayonnaise mit Zitronensaft Joghurt und Senf verrühren. Mit Salz und Pfeffer abschmecken. Gurken, Schnittlauch und gehackte Eier unterheben.

Kohlrabi schälen und in 12 gleichdicke Scheiben schneiden. Die 2 rohen Eier in eine Schüssel geben. Mit Pfeffer, Salz und Mehl verquirlen, die Kohlrabischeiben darin schwenken und in der Sesamsaat wenden.

In einer Pfanne das Öl erhitzen und die Kohlrabischeiben von jeder Seite 3–4 Minuten goldbraun braten. Anschließend auf Küchenpapier abtropfen lassen.

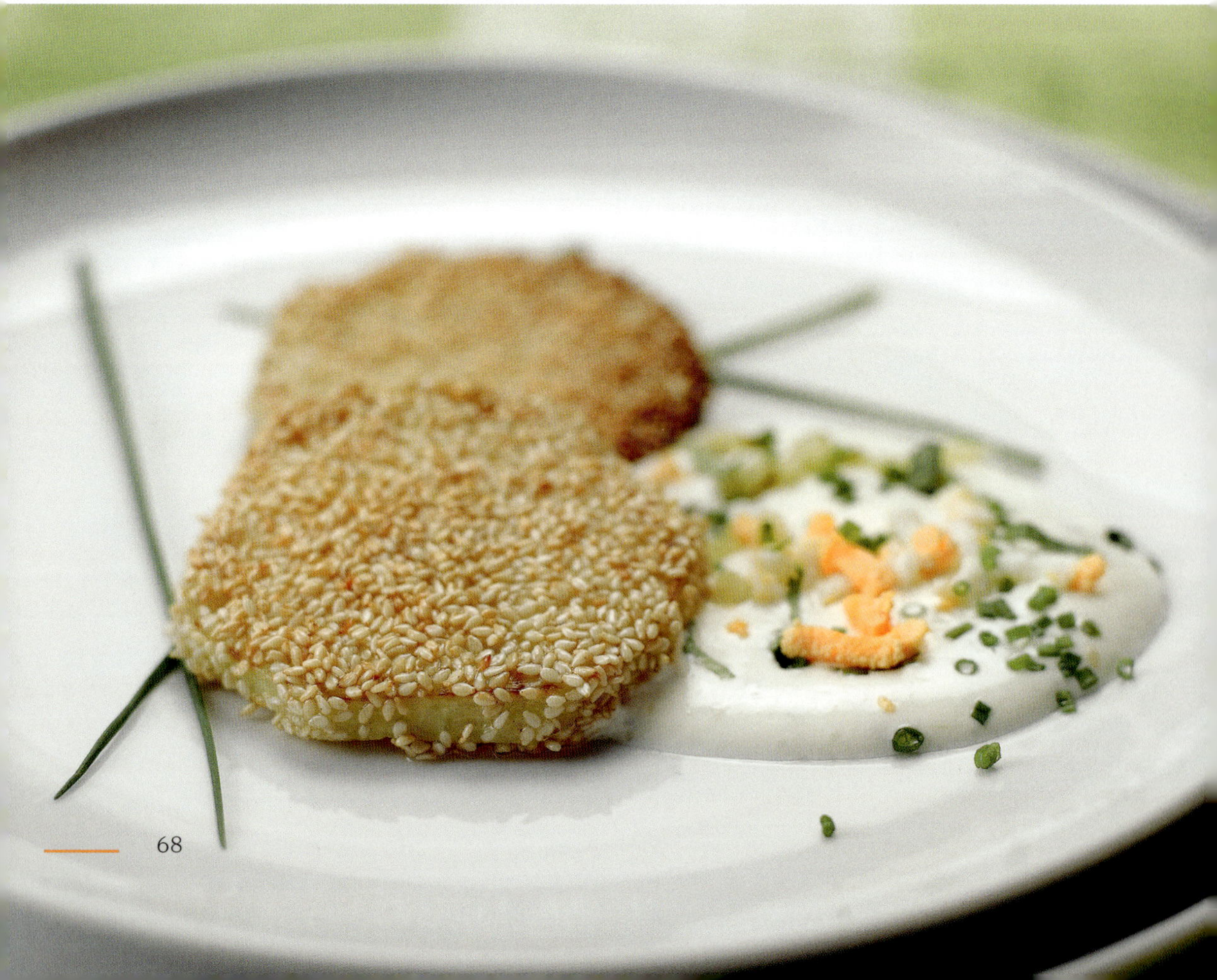

Schnitzel mit Gurkenjoghurt auf einem flachen Teller anrichten und mit der gewaschenen, fein gehackten Petersilie bestreuen.

Expertentipp
Ovo-laktovegetarisches Schnitzel, reich an Kalzium, Magnesium, Kalium und Spurenelementen.

Sellerie in Nusskruste mit Meerrettich-Dip

Zutaten für 4 Personen

Für die Selleriescheiben:
2 Sellerieknollen
(Gesamtgewicht ca. 1,2 kg)
Saft von 1 Zitrone
2 Eier
150 g gemahlene, gemischte Nüsse
(z. B. Haselnuss, Walnuss, Cashewkerne)
30 g geriebener Parmesan
3 EL Weizenvollkornmehl
6 EL Rapsöl
Salz, Pfeffer

Für den Dip:
200 g Meerrettichquark
250 g Magerquark
300 g Apfelmus
2 TL geriebener Meerrettich
$^{1}/_{2}$ Zitrone
150 g Staudensellerie
Salz, Pfeffer

Zubereitungszeit: 60 Minuten

Zubereitung

Sellerie schälen und in 1 cm dicke Scheiben schneiden. Die Selleriescheiben in kochendem Salzwasser mit Zitronensaft 3 Minuten blanchieren. Danach mit kaltem Wasser abschrecken, trocken tupfen.

Für den Dip Zitronenschale abreiben, Saft auspressen und mit Meerrettich- und Magerquark, Apfelmus und Meerrettich verrühren. Staudensellerie putzen, waschen und in feine Scheiben schneiden. Unter den Quark geben und mit Salz und Pfeffer würzen.

Eier mit dem Pfeffer gut verquirlen und auf einen Teller geben. Nüsse und geriebenen Parmesan vermischen und auf einen zweiten Teller geben. Das Mehl auf einen dritten Teller. Die Selleriescheiben zuerst im Mehl wenden, abklopfen, dann im Ei wenden und zum Schluss in der Nussmischung panieren.

In einer großen Pfanne das Rapsöl erhitzen. Die panierten Sellerietaler bei mittlerer Hitze goldgelb ausbacken, auf Küchenpapier abtropfen lassen und zusammen mit dem Meerrettich-Dip auf Tellern anrichten.

Expertentipp
Reich an Eiweiß, wertvollen Fettsäuren, Mineralstoffen (Kalium, Magnesium) und lebenswichtigen Spurenelementen sowie Vitamin E.

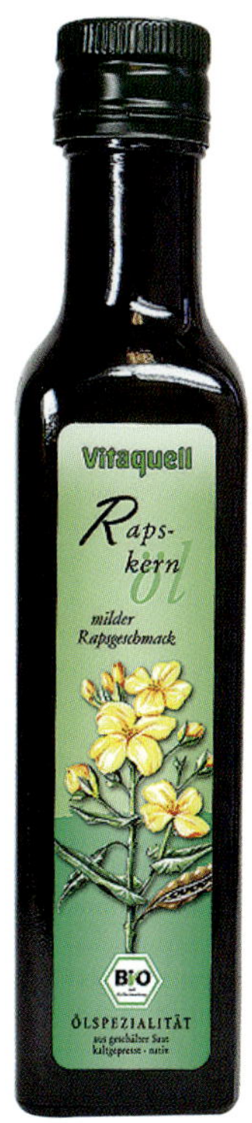

Spinatklöße mit Käsesoße mit Tomaten und Pinienkernen

Zutaten für 4 Personen

Für die Spinatklöße:
700 g Blattspinat, frisch oder tiefgekühlt
500 g Pellkartoffeln
2 Eigelb
100 g Weizenvollkornmehl
30 g Vollkorngrieß
1 Bund Basilikum
Salz, Pfeffer, Muskat

Für die Soße:
100 g Gorgonzola
100 g junger Gouda
50 g Parmesankäse
$^1/_4$ l Milch
$^1/_4$ l Gemüsebrühe
2 TL heller Soßenbinder
1 kleiner Zweig Rosmarin
4 mittelgroße Tomaten
2 EL Olivenöl
40 g geröstete Pinienkerne

Zubereitungszeit: 60 Minuten

Zubereitung

Spinat gründlich waschen, tropfnass in einen heißen Topf geben und zugedeckt dünsten, bis der Spinat zusammenfällt. Auf ein Sieb geben und mit einem Löffel kräftig ausdrücken. Spinat fein hacken und in eine Schüssel geben.

Kartoffeln waschen, ca. 20 Minuten kochen, pellen, durch die Kartoffelpresse drücken und zum Spinat geben. Eigelb, Mehl und Grieß zufügen.

Basilikum waschen, trocken tupfen, 10 Blätter abzupfen, fein schneiden und zu dem Spinat-Kartoffelgemisch dazugeben. Mit Salz, Pfeffer und geriebenem Muskatnuss würzen und zu einem glatten Teig verarbeiten. Gut abschmecken.

Mit angefeuchteten Händen 12 Klößchen aus dem Teig formen und in leicht kochendem Salzwasser ca. 12 Minuten ziehen lassen. Die Klöße sind gar, wenn sie an der Oberfläche schwimmen. Klöße aus dem Wasser nehmen und abtropfen lassen.

Für die Soße den Gorgonzola in Stücke schneiden, Gouda raspeln, Parmesan fein reiben. Die Brühe mit der Milch und dem Rosmarinzweig aufkochen und Soßenbinder einrühren. Rosmarinzweig entfernen. Das Käsegemisch dazugeben und unter ständigem Rühren schmelzen lassen. Die Tomaten waschen, entstielen, achteln, entkernen und in Olivenöl 3–4 Minuten dünsten. Mit Salz und Pfeffer würzen. Die restlichen Basilikumblätter abzupfen, klein schneiden und über die Tomaten geben. Pinienkerne in einer Pfanne ohne Fett anrösten.

Zum Servieren je 3 Klöße mittig auf einen Teller geben, mit der Käsesoße nappieren, Tomaten rundherum anrichten und mit Pinienkernen bestreuen.

Info

Beim Nappieren werden Speisen mit einer Soße überzogen.

Expertentipp

Lakto-vegetabile Kohlenhydrat-Eiweißmahlzeit mit Augenschutzcarotinoid Lutein und Folsäure.

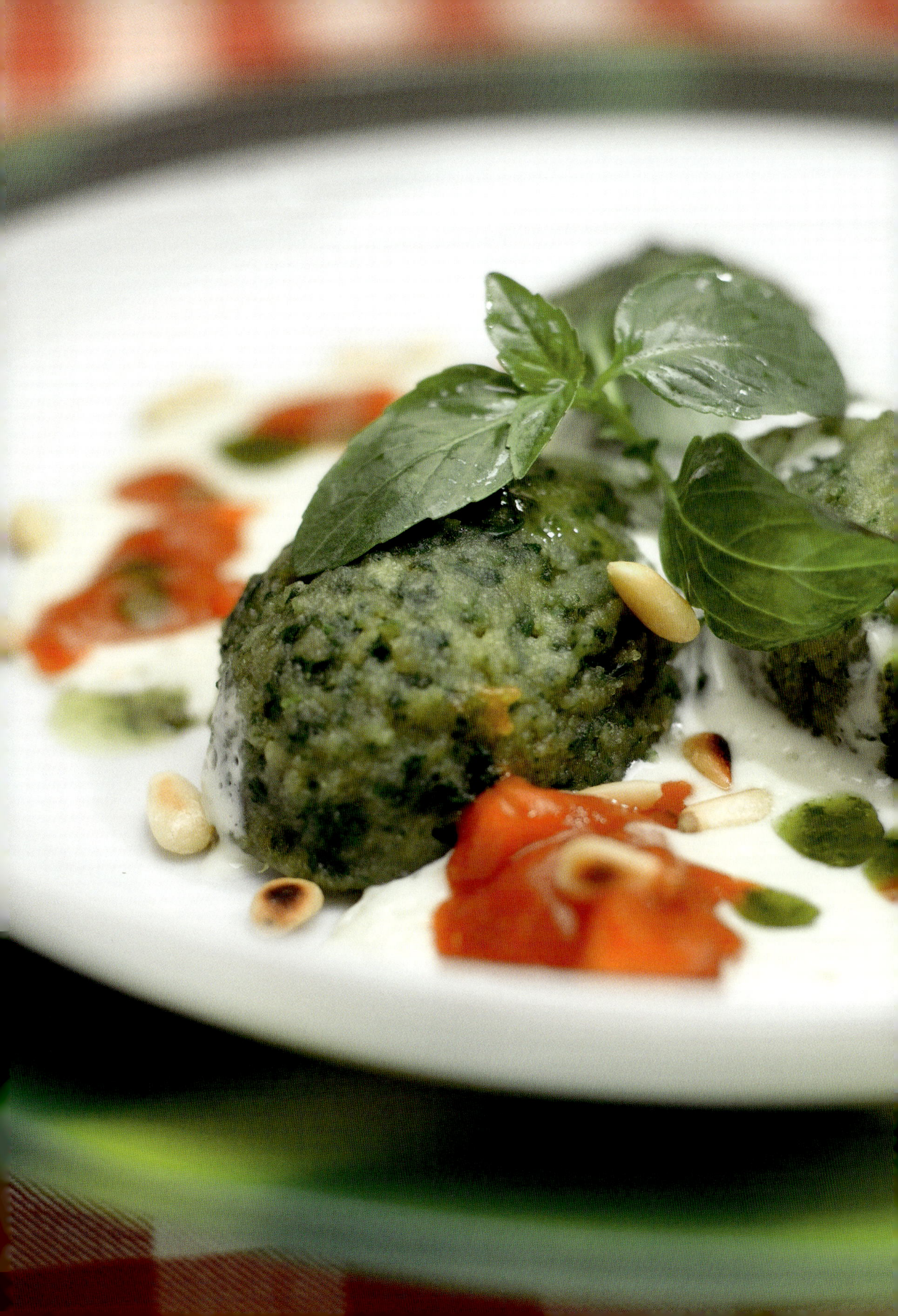

Zwiebelbällchen auf buntem Linsensalat mit Joghurt-Minze-Raita

Zutaten für 4 Personen

Für die Zwiebelbällchen:
60 g Kichererbsenmehl
40 g Weizenmehl
1/2 TL Chilipulver
2 Eier
200 ml Wasser
1/2 TL Zimt
4 Curryblätter, zerrieben
1/2 TL Tandoori-Gewürz
1/2 TL Koriander, gemahlen
1/2 TL Cumin, gemahlen
1 TL brauner Zucker
3 große Zwiebeln
2 Knoblauchzehen
1 l Öl zum Frittieren

Für das Joghurt-Minze-Raita:
200 ml Joghurt
15 g frische Minze
1 Prise Cayennepfeffer
Salz, Zucker

Für den Linsensalat:
je 40 g Linsen, rot, gelb, schwarz
1/2 Bund Frühlingszwiebeln
je 1/2 Paprikaschote gelb und rot
2 Stangen Bleichsellerie
1 Knoblauchzehe
150 ml Aprikosen aus der Dose
5 ml Sesamöl
1/2 Mango
1/2 Bund Koriander
je 1 Msp. Tandoori-Marsala, Koriander-Pulver, Garam Masala, Cumin
Pfeffer, Salz und brauner Zucker

Zubereitungszeit: 50 Minuten

Zubereitung

Für die Zwiebelbällchen: Mehl, Gewürze, Eier und Wasser zu einem glatten Teig verarbeiten. Zwiebeln schälen, halbieren, in dünne Scheiben schneiden. Knoblauch schälen, mit Salz bestreuen und mit dem Messer zerdrücken, zum Teig geben und gut verrühren.

Öl in eine große, flache Pfanne gießen, bis der Boden 2 cm hoch bedeckt ist und erhitzen. Esslöffelweise den Teig zu kleinen Küchlein formen und von beiden Seiten goldbraun braten. Auf Küchenkrepp abtropfen lassen.

Für das Raita Minze waschen und klein schneiden. Joghurt mit der Minze und den Gewürzen vermischen und abschmecken.

Für den Linsensalat Linsen bissfest blanchieren (getrennt da verschiedene Garzeiten). Gemüse waschen, putzen und klein schneiden. Knoblauch schälen, mit Salz bestreuen und mit dem Messer zerdrücken.

Aprikosen abgießen und pürieren, mit Sesamöl und den Gewürzen zu einer Soße verrühren. Mango schälen, in Würfel schneiden, mit den Linsen und dem Gemüse in die Soße geben. Mit dem gewaschenen, klein geschnittenen Koriander bestreuen. Abschmecken und fertig!

Info

Unter Blanchieren versteht man das kurzzeitige Garen von Gemüse in kochender Flüssigkeit.

Expertentipp

Erfrischend, anregend. Reich an Ballaststoffen, Vitaminen, bioaktiven Pflanzenstoffen und Mineralstoffen.

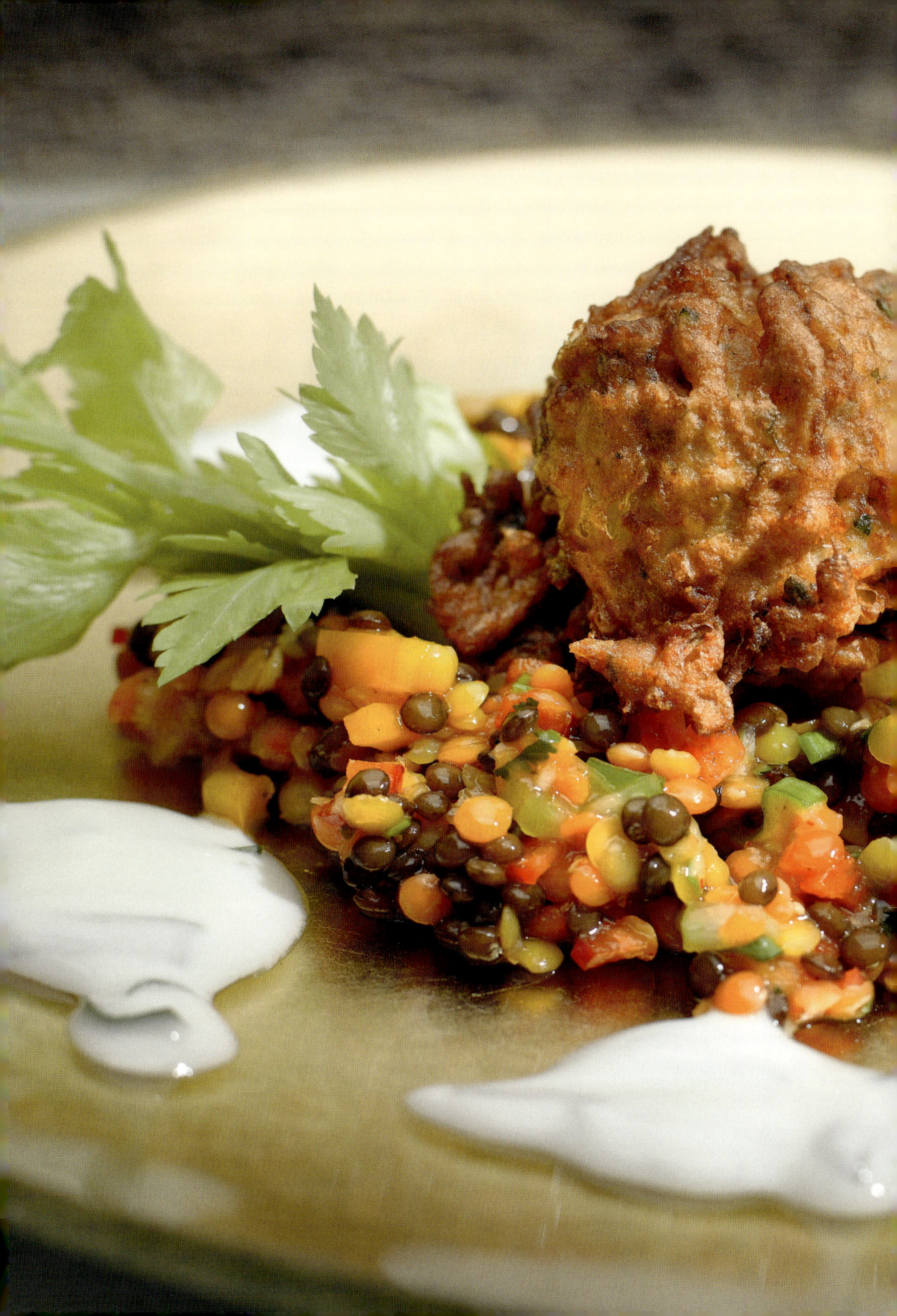

Fischgerichte

Lachs im Reisblatt gebacken auf Wokgemüse mit süßsaurer Soße

Zutaten für 4 Personen

Für die Fischfarce:
200 g Brosmefilet (z. B. Steinbeißer oder Lengfisch)
1/2 TL Salz
200 ml Sahne
1/2 Bund Koriander, gewaschen und klein geschnitten

Für die Soße:
180 ml Geflügel- oder Gemüsefond
180 ml Wasser
60 ml Sojasoße
40 ml Austernsoße
2 Knoblauchzehen, schälen und klein schneiden
1/4 Chilischote
10 g Ingwer, schälen und in kleine Würfel schneiden
20 g Stärke
20 ml Wasser

Für das Wokgemüse:
80 g Broccoliröschen
50 g Bleichsellerie, in Scheiben schneiden
60 g Lauch, putzen, in schräge Stücke schneiden
1 rote Paprika und
1 gelbe Paprika in Rauten schneiden
150 g Spitzkohl oder Chinakohl, in Streifen schneiden
40 g grobe Sprossen
1 Paket Maiskölbchen, schräg schneiden
50 g Shiitake-Pilze, Stiele entfernen, Kappen halbieren
4 EL Rapsöl
1 EL Sesamöl

Für den Lachs:
1 Paket Reisblätter aus dem Asialaden
400 g Lachsfilet (aus dem Mittelstück des Filets)
6 EL Rapsöl
Salz und Pfeffer

Zubereitungszeit: 90 Minuten

Zubereitung

Für die Farce das Brosmefilet fein würfeln, salzen, abdecken und kalt stellen. Anschließend im Mixer pürieren, kalte Sahne in kleinen Portionen dazugeben, bis eine glatte Masse entsteht. Mit Pfeffer und Salz abschmecken. Koriander unterrühren. Danach wieder kalt stellen.

In der Zwischenzeit alle Soßenzutaten in einen Topf geben, kurz aufkochen und 15 Minuten köcheln. Die Soße sieben. Wasser und Stärke vermischen und die Soße damit binden.

Für das Wokgemüse das Rapsöl im Wok erhitzen und das gewaschene, vorbereitete Gemüse nacheinander garen. Zum Schluss alles zusammen mit Salz und Pfeffer würzen und mit Sesamöl beträufeln. Warm halten.

Das Lachsfilet in 4 gleichgroße Streifen schneiden, mit Salz und Pfeffer würzen. 4 Reisblätter mit der Spitze nach unten nebeneinander legen. Jeweils in die Mitte eines Blattes einen 4 cm breiten und 10 cm langen Strang der Fischfarce geben. Ein Lachsstück darauf legen, nochmals mit Farce bedecken. Nun die untere Spitze über die Mitte klappen, dann die Seiten. Zum Schluss aufrollen, so dass die obere Spitze unter der Rolle liegt.

Rapsöl in einer Pfanne erhitzen, die Lachsrollen ca. 3 Minuten von jeder Seite goldbraun braten. Auf warmen Tellern das Wokgemüse mittig anrichten, die Lachsrolle diagonal halbieren und auf das Gemüse legen. Die Soße um das Gemüse gießen.

Tipp

Brosme oder auch Lumb genannt ist ein sehr begehrter Speisefisch mit hellem, festem Fleisch. Er ist im Nordatlantik beheimatet.

Expertentipp

Reich an Eiweiß und Omega-3-Fettsäuren mit knackig frischem Fitmachergemüse. Wachmacher für die zweite Tageshälfte.

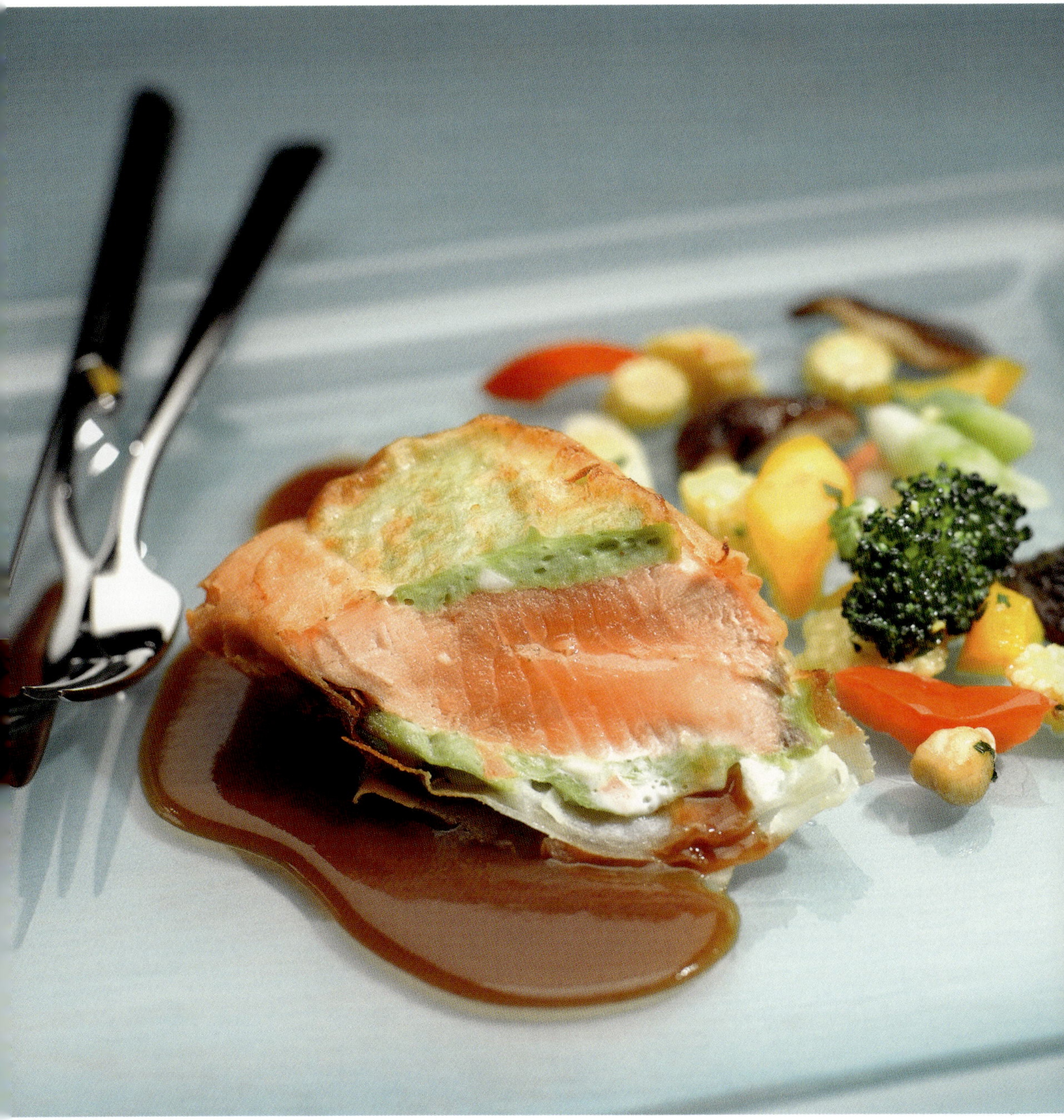

Gemüse-Lachsforellen-Auflauf

Zutaten für 4 Personen
600 g festkochende Biokartoffeln
60 g Butter
40 g Mehl
1000 ml Soja-Bio-Drink
Salz, Pfeffer, Muskat, Zucker
2 Kohlrabi
8 Möhren
200 g Zuckerschoten
100 g Champignons
1 Topf Basilikum
Saft einer Zitrone
8 Lachsforellenfilet à 80 g
100 g Parmesan, gerieben

Zubereitungszeit: 50 Minuten

Zubereitung
Kartoffeln waschen, kochen, pellen und in Scheiben schneiden. Butter in einem Topf schmelzen, Mehl einrühren, Milch dazugießen und unter Rühren 10 Minuten köcheln. Basilikum waschen, klein schneiden und dazugeben.

Inzwischen Gemüse waschen, Kohlrabi und Möhren schälen, klein schneiden und in wenig kochendem Salzwasser ca. 6 Minuten garen. Champignons mit einem Küchentuch säubern, in Scheiben schneiden. Zuckerschoten waschen, halbieren und 4 Minuten mitgaren. Gemüse abgießen und abtropfen lassen.

Das Lachsforellenfilet mit Salz, Pfeffer, Zitronensaft würzen und mit den anderen Zutaten in eine Auflaufform schichten. Die Soße darüber geben, mit Parmesan bestreuen. Backofen auf 200 °C vorheizen und 15–20 Minuten backen.

Expertentipp
Reich an Eiweiß, Kalzium, Omega-3-Fettsäure und bioaktiven Pflanzenstoffen.

Räucherforelle mit Pilztatar

Zutaten für 4 Personen
200 g Riesenchampignons
4 Frühlingszwiebeln
100 g Staudensellerie
$^{1}/_{2}$ Bund glatte Petersilie
$^{1}/_{2}$ Bund Dill
1 Bund Schnittlauch
2 EL frisch gepresster Zitronensaft
2 EL Walnussöl
2 EL süßer Senf
Salz, Pfeffer
4 frisch geräucherte Forellenfilets à 100 g
2 EL Kürbiskernöl
1 TL Weißweinessig

Zubereitungszeit: 30 Minuten

Zubereitung
Die Pilze mit einem Pinsel säubern, Stiele entfernen, Pilzköpfe in Scheiben schneiden. Frühlingszwiebeln putzen und in sehr feine Ringe schneiden. Sellerie waschen, Fäden entfernen, in feine Würfel schneiden. Alles vermischen.

Kräuter waschen, klein schneiden, mit Zitronensaft, Walnussöl und $1^{1}/_{2}$ EL Senf zu den Pilzen geben, mit Salz und Pfeffer würzen.

Die Forellenfilets ohne Haut auf Tellern anrichten und das Pilztatar dazugeben.

Den restlichen Senf mit dem Kürbiskernöl verrühren und über die Filets träufeln.

Expertentipp
Hochwertiges Eiweiß mit wertvollen Omega-3-Fettsäuren marinen und pflanzlichen Ursprungs, reich an Vitamin D.

***Walnussöl** ist eine fein nussige Spezialität mit günstigem Fettsäuremuster, u. a. reich an der pflanzlichen Omega-3-Fettsäure Alpha-Linolensäure, z. B. als Ölspezialität aus gerösteten Walnüssen.*

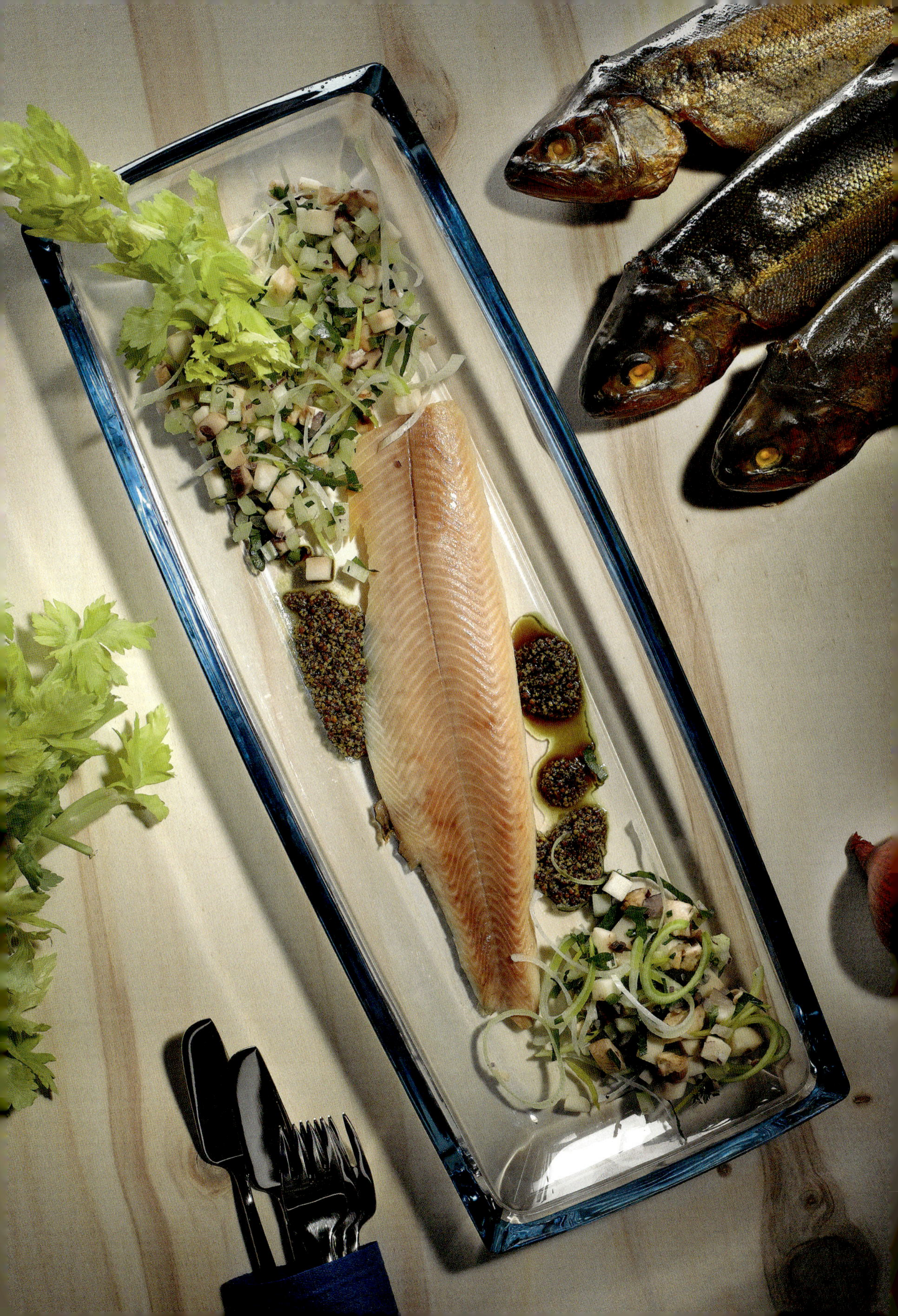

Gratinierte Lachsschnitte auf Linsencurry mit Backobst und Ananas

Zutaten für 4 Personen

250 g grüne Linsen
200 g Backobst
1/2 frische Ananas
2 Schalotten
4 EL Olivenöl
2–3 TL Madras Curry
2 EL Honig
1 EL Gemüsebrühe
2 TL Obstessig
Salz, Pfeffer
600 g Lachsfilet
1 unbehandelte Limette
2 EL mittelscharfer Senf
75 g Crème fraîche

Zubereitungszeit: 60 Minuten

Zubereitung

Linsen in einem Sieb waschen. Backobst und die geschälte Ananas in Würfel schneiden. Schalotten waschen, fein würfeln. Olivenöl in einem mittelgroßen Topf erhitzen. Schalotten, Curry und Honig anschwitzen, Linsen hinzufügen, 3 Minuten anschwitzen, Gemüsebrühe dazugießen. 20 Minuten unter gelegentlichem Umrühren leicht köcheln lassen. Nach 10 Minuten Backobst und Ananas hinzugeben. Mit Obstessig, Pfeffer und Salz abschmecken. Die Linsen sollten leicht sämig und nicht zu trocken sein.

In der Zwischenzeit das Lachsfilet halbieren. Limette waschen, Schale reiben, Saft auspressen. Lachs mit dem Saft, Pfeffer und Salz würzen, in eine gefettete Auflaufform legen. Senf, Crème fraîche und Limettenabrieb vermischen und auf den Lachs streichen. Im vorgeheizten Ofen bei 200 °C, auf der zweiten Schiene von unten ca. 15–20 Minuten backen.

Linsen auf einen Teller mittig anrichten, Lachsschnitte anlegen. Guten Appetit!

Expertentipp

Reich an Omega-3-Gehirnfettsäuren, Ballaststoffen und Mineralstoffen, sowie Eiweiß, Eisen, Zink und B-Vitaminen.

Asiapfanne mit Schellfisch, Broccoli und Shiitake-Pilzen

Zutaten für 4 Personen

800 g Broccoli
300 g Shiitake-Pilze
3 Knoblauchzehen
2 rote Pfefferschoten
4 Scheiben Schellfischfilet à 160 g
2 EL Rapsöl
2 EL brauner Zucker
4 EL Balsamicoessig
5 EL Sojasoße
200 ml Gemüsefond
200 g Mungobohnensprossen
150 g Radieschensprossen
Pfeffer, Salz

Zubereitungszeit: 40 Minuten

Zubereitung

Brocccoli putzen, waschen, in Röschen teilen und in kochendem Salzwasser ca. 2 Minuten blanchieren, abschrecken, abkühlen lassen. Brühe beiseite stellen. Die Pilze putzen, Stiele entfernen. Knoblauch schälen. Knoblauch und Pfefferschoten in feine, dünne Scheiben schneiden.

Fisch mit Pfeffer und Salz würzen, in der kochenden Broccolibrühe ca. 8 Minuten garen. Aus dem Fond nehmen und warm stellen.

Das Öl im Wok erhitzen, Zucker und Knoblauch dazugeben und mit dem Essig ablöschen. Sojasoße und Gemüsefond zugießen, 1 Minute kochen lassen. Broccoli, Pilze und Pfefferschoten dazugeben, mit Salz und Pfeffer abschmecken und ziehen lassen. Kurz vor dem Servieren die Sprossen unterheben.

Gemüse und Fisch auf dem Teller anrichten. Dazu passt Reis.

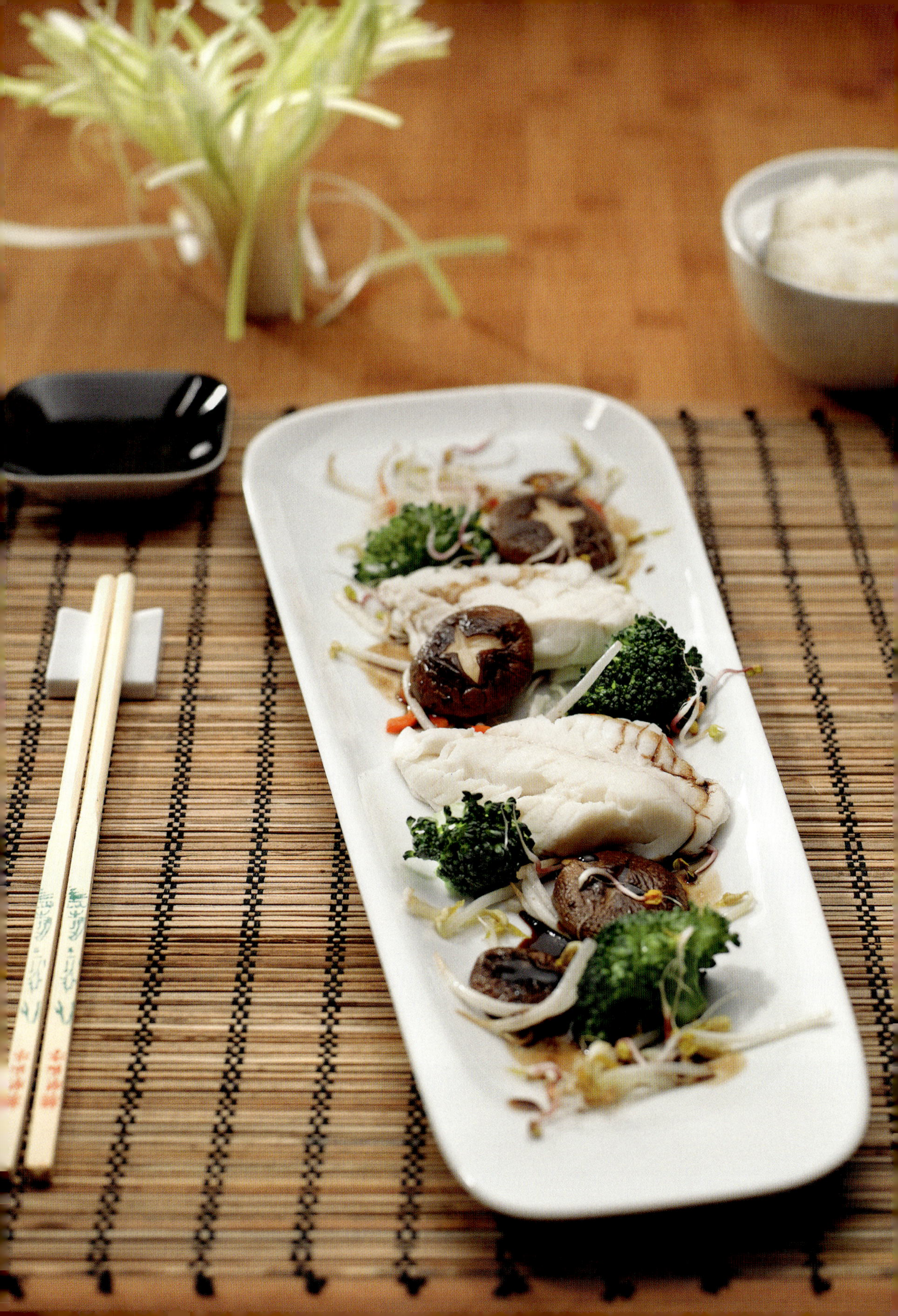

Abendessen – Entspannung, Genuss und Regeneration

Wer beim Abendessen den Kohlenhydraten den Vorzug gibt, schaltet im biochemischen Stoffwechselbetrieb die Weichen für die entspannende und schlaffördernde Serotoninproduktion. Nudel- oder Reisgerichte mit Gemüse sind gute Beispiele dafür.

Eine proteinreiche Mahlzeit (ein Steak, eine große Portion Fisch etc.) verschafft dagegen den aktivierenden Aminosäuren Eintritt ins Gehirn. Man wird eher munter und aktiv, was natürlich von Vorteil sein kann, wenn man abends noch geistig arbeiten möchte.

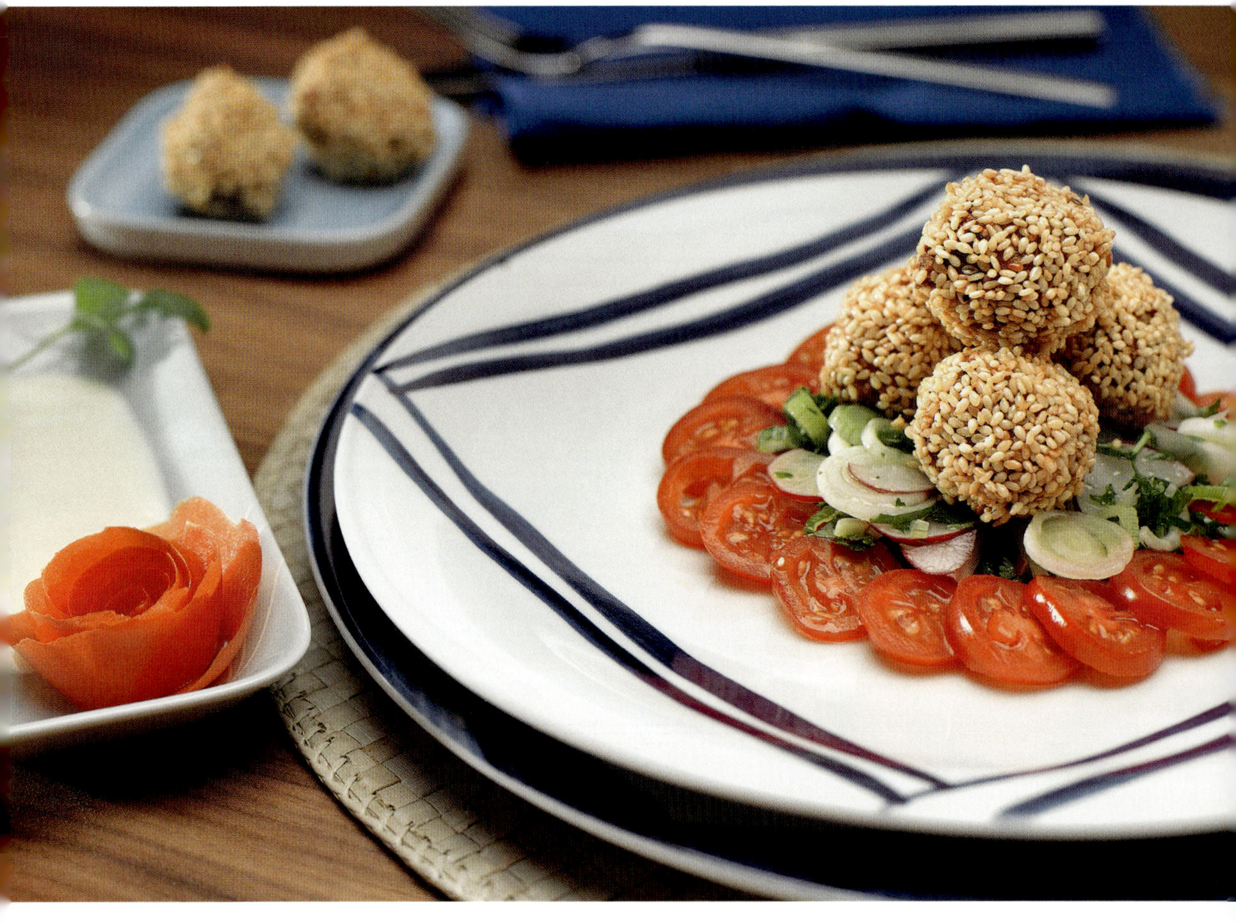

Aber auch dann sollte die Portion nicht zu reichlich sein, weil sonst auch eine eiweißbetonte Mahlzeit zum Belastungsprogramm wird, das zunächst träge macht und später womöglich noch die Schlafqualität verschlechtert.

Überhaupt sollten Sie nicht allzu spät essen. Ein leichtes Abendessen zwischen 18.00 und 20.00 Uhr ist ideal, weil danach sogar noch Zeit für einen entspannten Spaziergang besteht. Wer so von der Tagesarbeit abschaltet und Abstand gewinnt, wird sich am besten erholen und neue Kraft schöpfen können.

Bewusst zu essen, die Mahlzeiten auf die Erfordernisse des Körpers und Alltags abzustimmen und bei überwiegender Kopfarbeit auch für den körperlichen Bewegungsausgleich zu sorgen, ist die beste Unterstützung für das Gehirn.

Versuchspersonen, die ein kohlenhydratreiches Abendessen eingenommen haben, sind nach zwei Stunden schläfriger als die, die proteinreich gegessen haben. Wer unter Schlafstörungen leidet, sollte die proteinreiche Mahlzeit also lieber zu Mittag essen.

Proteinreiche Nahrung vertreibt die Schläfrigkeit durch einen höheren Gehalt an Tyrosin, einer Aminosäure, die das Wachbleiben fördert. Wer nach dem Mittagessen Schläfrigkeit vermeiden will, sollte deshalb leichte proteinhaltige und vitaminreiche Mahlzeiten verzehren – etwas Geflügel oder Fisch gegrillt, mit Salat – und auf ein kohlenhydratreiches Dessert verzichten.

Übrigens, im Zusammenhang von Nahrung und Psyche ist zurzeit das Thema „Mood-Food" ein Riesentrend in den USA. Auch hier geht es um den Zusammenhang von Essen, guter Laune und „Besser-drauf-Sein" aufgrund spezifischer Nährstoffwirkungen – stark vereinfacht im Sinne von: Kohlenhydratreiche Kost macht ruhig und ausgeglichen, Eiweiß aktiviert, sorgt für Reaktionsschnelle und wirkt gegen Müdigkeit.

Sesambällchen aus Kichererbsen und weißen Bohnen auf Tomaten-Minze-Salat mit Joghurt

Zutaten für 4 Personen

850 ml Kichererbsen aus der Dose
4 Frühlingszwiebeln
1/2 Bund frische Minze
1/2 Bund glatte Petersilie
1/2 Bund frischer Koriander
200 g Tomaten
100 g Radieschen
150 g Vollmilchjoghurt
2–3 TL Kreuzkümmel, gemahlen
200 g weiße Bohnen aus der Dose
Salz und Pfeffer
1 EL Backpulver
60–80 g Sesamkörner, ungeschält
Öl zum Frittieren
2 EL Zitronensaft
4 EL Olivenöl

Zubereitungszeit: 60 Minuten

Zubereitung

Kichererbsen abgießen und abtropfen lassen. Frühlingszwiebeln putzen, von 2 Frühlingszwiebeln das Weiße und Hellgrüne klein schneiden. Kräuter waschen, klein schneiden. Tomaten und Radieschen waschen, putzen, in dünne Scheiben schneiden. Die restlichen Frühlingszwiebeln in Ringe schneiden. Joghurt mit Kreuzkümmel und Salz verrühren.

Für die Sesambällchen Bohnen mit kaltem Wasser abbrausen und gut abtropfen lassen, zusammen mit den Kichererbsen, den zerkleinerten Frühlingszwiebeln, 1/3 der Kräuter, Salz, Pfeffer und Kreuzkümmel in eine Küchenmaschine geben und sehr fein pürieren. Backpulver in 2 EL Wasser auflösen und mit unter die Masse geben. Aus dem Teig 20 Kugeln formen, in Sesam wälzen und fest andrücken.

Das Fett auf ca. 180 °C erhitzen. Sesambällchen portionsweise 3–4 Minuten goldbraun frittieren, dann auf Küchenpapier abtropfen lassen.

Aus Zitronensaft, Olivenöl, Salz und Pfeffer eine Soße rühren. Radieschen, Tomaten, Frühlingszwiebelringe und Kräuter darin wenden, mit dem Joghurt zu den heißen Bällchen servieren.

Expertentipp

Reich an Ballaststoffen, Mineralstoffen und Spurenelementen und bioaktiven Pflanzenstoffen.

Grünes Thai-Curry mit Basmatireis

Zutaten für 4 Personen

2 Porreestangen
350 g Möhren
400 g Blumenkohl
1 Mango
1 Paket Mini-Maiskölbchen
3 Knoblauchzehen
4 EL Rapsöl
1–2 EL grüne Currypaste (Asialaden)
400 ml Kokosmilch
100 ml Gemüsebrühe
2 Bund Koriander
3 EL helle Sojasoße
3 EL Zitronensaft
3 EL gesalzene Cashewkerne
Pfeffer, Salz
240 g Basmatireis

Zubereitungszeit: 30 Minuten

Zubereitung

Porree waschen und in 1 cm breite Ringe schneiden. Möhren schälen, der Länge nach halbieren und in Scheiben schneiden. Blumenkohl waschen und in kleine Röschen teilen. Mango schälen, vom Kern schneiden und grob würfeln. Maiskölbchen schräg dritteln. Knoblauch schälen und fein würfeln.

4 EL Rapsöl in einem Wok erhitzen und nacheinander das Gemüse dazugeben. Gemüse in eine Schale geben und warm stellen. Knoblauch anbraten, Currypaste, Kokosmilch und Brühe hinzugeben, 10 Minuten köcheln lassen.

Sojasoße, Zitronensaft und den gewaschenen, klein geschnittenen Koriander in den Wok geben. Mit Salz und Pfeffer abschmecken. Das Gemüse hineingeben und gut rühren.

Basmatireis laut Packungsanweisung zubereiten. Den Reis mittig auf einem flachen Teller platzieren, das Gemüsecurry darauf anrichten und mit Cashewkernen bestreuen.

Hafer-Spinat-Bratlinge mit Joghurt-Dip

Zutaten für 4 Personen

Für die Bratlinge:
150 ml Milch
200 g Haferschrot
2 kleine Zwiebeln
2 Knoblauchzehen
300 g Blattspinat
2 EL Butter
4 Eier
50 g Magerquark
2 EL Sesamsamen
Salz, Pfeffer
1 Prise gemahlener Koriander
1 Prise geriebene Muskatnuss
4 EL Olivenöl

Für den Joghurt-Dip:
250 g Joghurt
2 EL Zitronensaft
6 EL gehackte Kräuter (Petersilie, Schnittlauch, Basilikum)
Salz, Pfeffer

Zubereitungszeit: 30 Minuten

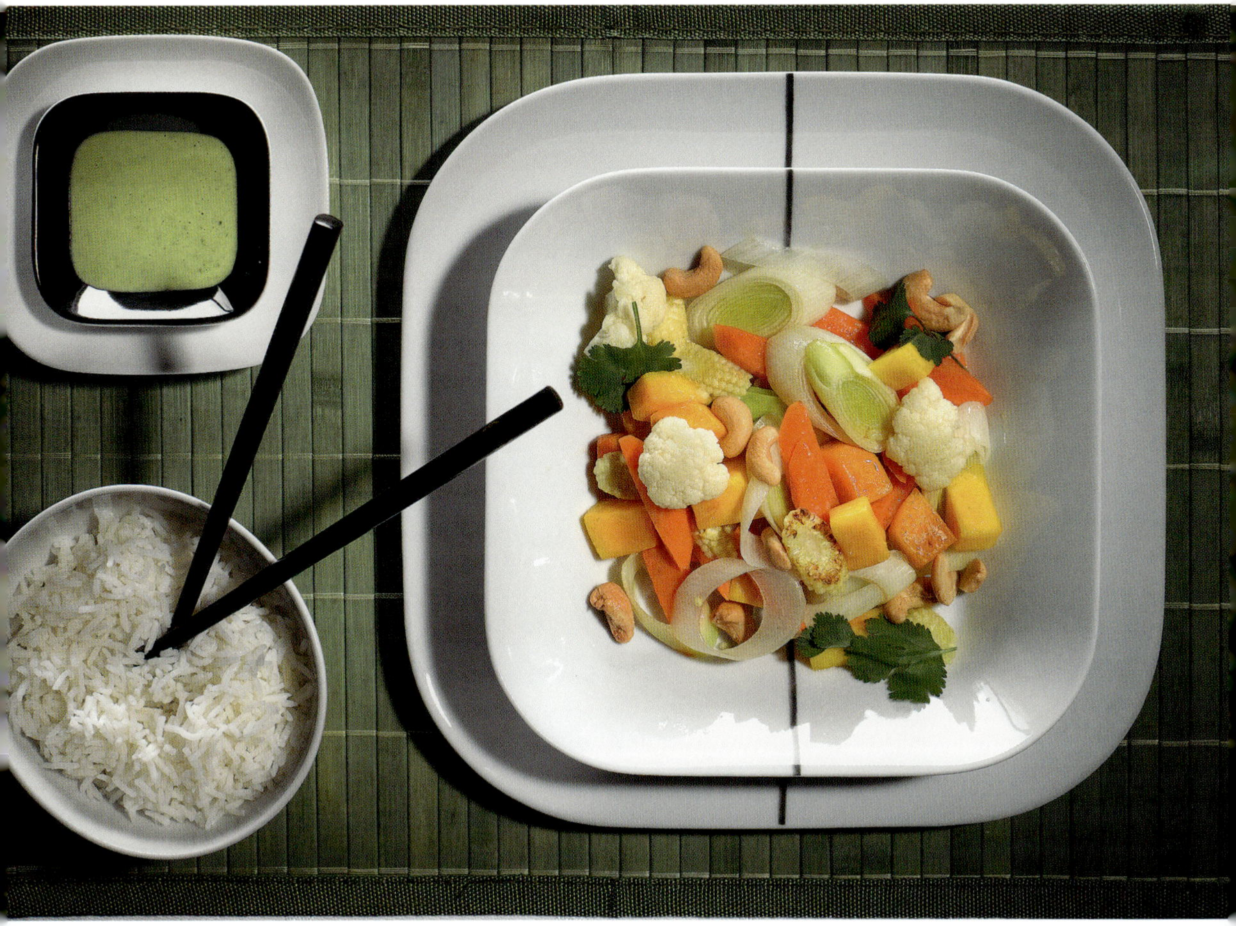

Zubereitung

Für den Dip Joghurt mit Zitronensaft verrühren, Kräuter hinzufügen, mit Pfeffer und Salz abschmecken und kalt stellen.

Für die Bratlinge Milch aufkochen, Haferschrot einrieseln und aufkochen, vom Herd nehmen und 20 Minuten im geschlossenen Topf ziehen lassen.

Zwiebel und Knoblauch pellen und sehr fein würfeln. Spinat putzen und gründlich waschen, abtropfen lassen und fein schneiden. Butter in einer Pfanne zerlassen, Zwiebel und Knoblauch darin glasig schwitzen. Spinat dazugeben, mit Pfeffer und Salz abschmecken, zusammenfallen lassen und sofort auf einem Sieb abtropfen lassen.

Die Eier trennen, Eiweiß steif schlagen. Die Eigelbe mit Quark, Sesam und dem Haferbrei verrühren. Den abgetropften Spinat dazugeben, das steife Eiweiß unterheben und mit den restlichen Gewürzen abschmecken.

Öl in einer Pfanne erhitzen, mit Löffeln Bratlinge formen und ca. 5 Minuten von jeder Seite knusprig braten. Auf Küchenpapier abtropfen lassen. Mit dem Dip auf Tellern anrichten. Guten Appetit!

Expertentipp

B-Vitamine, Kalzium, Magnesium, Kohlenhydrate und Eiweiß in günstiger Kombination, bioaktive Pflanzenstoffe. Dieses Gericht ist ballaststoffreich, und die sättigende Wirkung hält lange vor.

Karamellisiertes Wurzelgemüse mit Apfelschmand

Zutaten für 4 Personen

750 g Wurzelgemüse (z. B. Möhren, Pastinaken, Petersilienwurzel, Sellerie)
60 ml Olivenöl
60 ml Ahornsirup
1 TL grobes Meersalz
Pfeffer aus der Mühle
1 rotschaliger Apfel
3 EL Zitronensaft
3 Frühlingszwiebeln
400 g Schmand
Salz, Pfeffer

Zubereitungszeit: 45 Minuten

Zubereitung

Backofen auf 200 °C vorheizen. Das Wurzelgemüse schälen, in 5 cm lange, diagonale Stücke schneiden. Sellerie in ca. 5 cm große Würfel schneiden. Das Gemüse auf ein Backblech mit hohem Rand geben, mit Ahornsirup und Olivenöl beträufeln. Mit Salz und Pfeffer würzen und im Backofen ca. 30 Minuten backen, ab und zu wenden.

In der Zwischenzeit den Apfel waschen, achteln, das Kerngehäuse entfernen. Die Achtel in dünne Scheiben schneiden und sofort mit Zitronensaft beträufeln. Frühlingszwiebel putzen, den hellgrünen Teil in Ringe und den weißen in Würfel schneiden.

Schmand glatt rühren, Frühlingszwiebelwürfel und abgetropfte Äpfelstücke unterheben, salzen und pfeffern.

Gemüse auf Tellern anrichten den Schmand darübergeben und mit den Frühlingszwiebelringen bestreuen. Warm servieren.

Expertentipp

Enthält Mineralstoffe und Carotinoide.

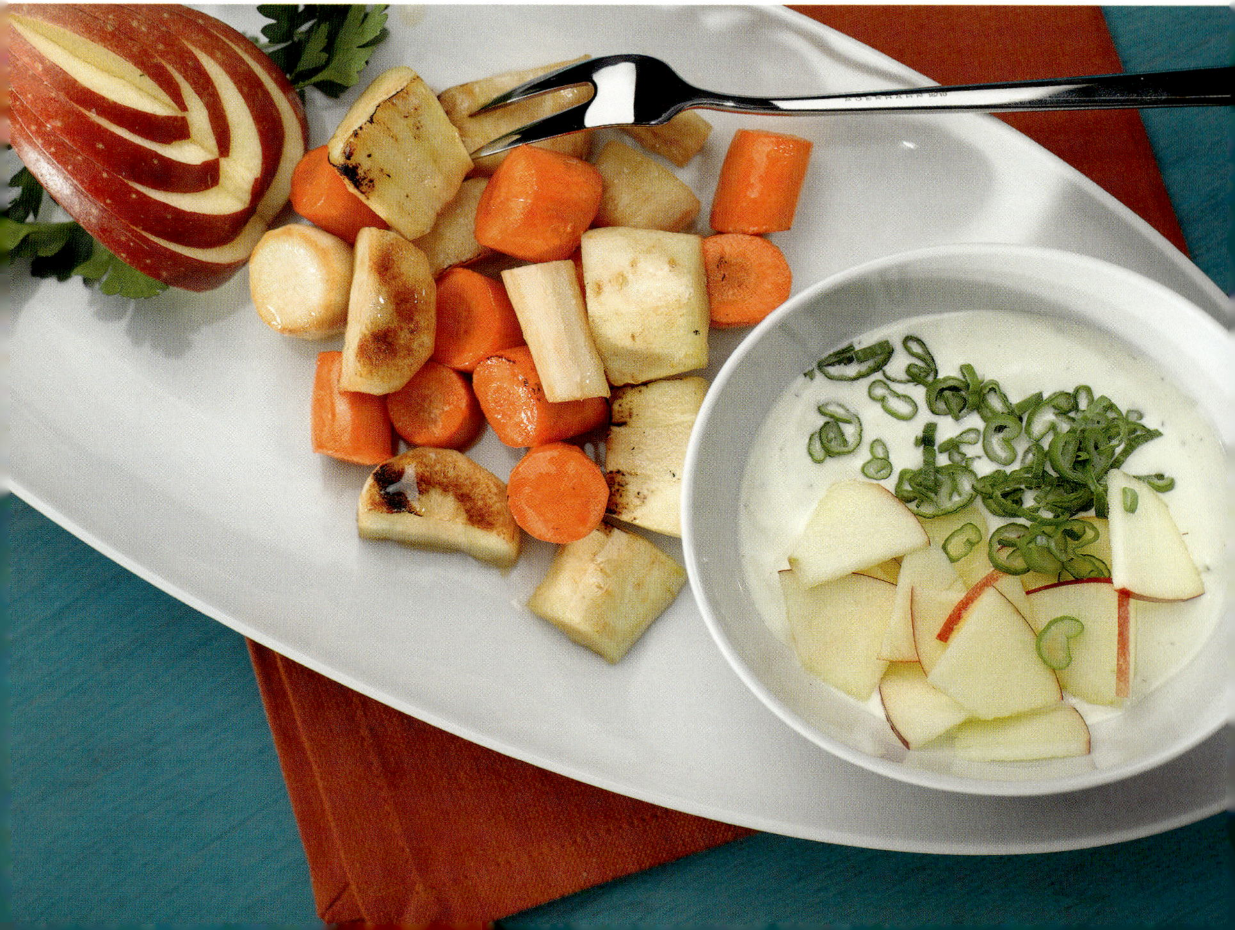

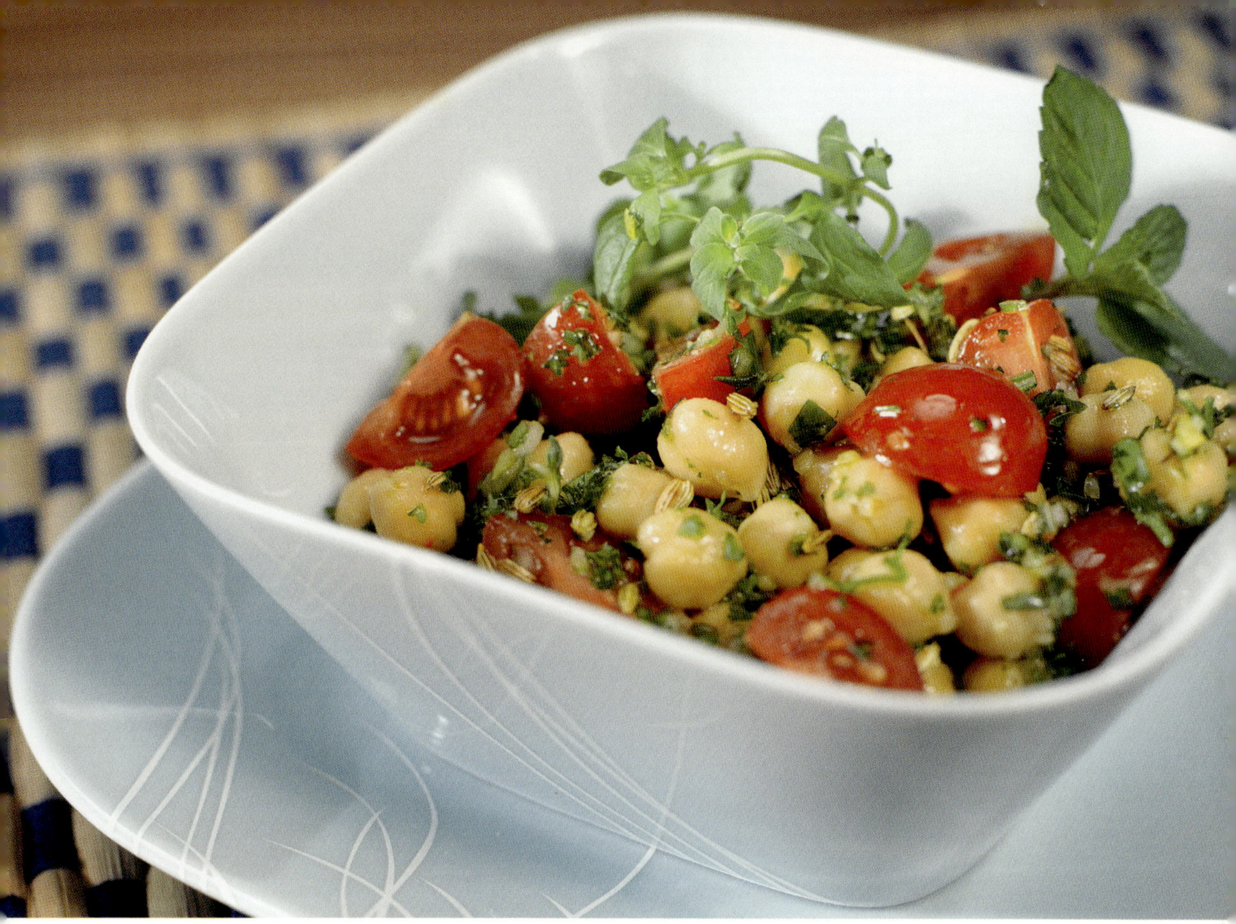

Orientalischer Kichererbsensalat

Zutaten für 4 Personen

1 mittelgroße Zwiebel
1 Knoblauchzehe
1 Dose Kichererbsen (850 ml)
2 mittelgroße Tomaten
1/4 TL Fenchelsamen
2 EL Olivenöl
1 TL brauner Zucker
1 großer Bund Petersilie
1/4 Bund Minze
Salz, Cayennepfeffer, Zimt

Zubereitungszeit: 40 Minuten

Zubereitung

Zwiebel und Knoblauch schälen und fein würfeln. Kichererbsen abspülen und abtropfen lassen. Tomaten waschen, entstielen und in Würfel schneiden.

Fenchelsamen in einem Topf mit heißem Olivenöl anrösten, Zwiebeln und Knoblauch kurz anbraten, dann die Kichererbsen dazugeben. Mit Salz, Cayennepfeffer, etwas Zimt und Zucker abschmecken. Kurz aufkochen und 10 Minuten köcheln lassen. Die Tomatenwürfel dazugeben, Minze waschen, klein schneiden und unterheben. Nochmals abschmecken.

Tipp

Der Salat schmeckt am besten lauwarm. Dazu passt cremiger Joghurt und Fladenbrot.

Expertentipp

Reich an Ballaststoffen und ätherischen Ölen sowie Kalzium, Kalium, Magnesium, Vitamin B1 und pflanzlichem Eisen.

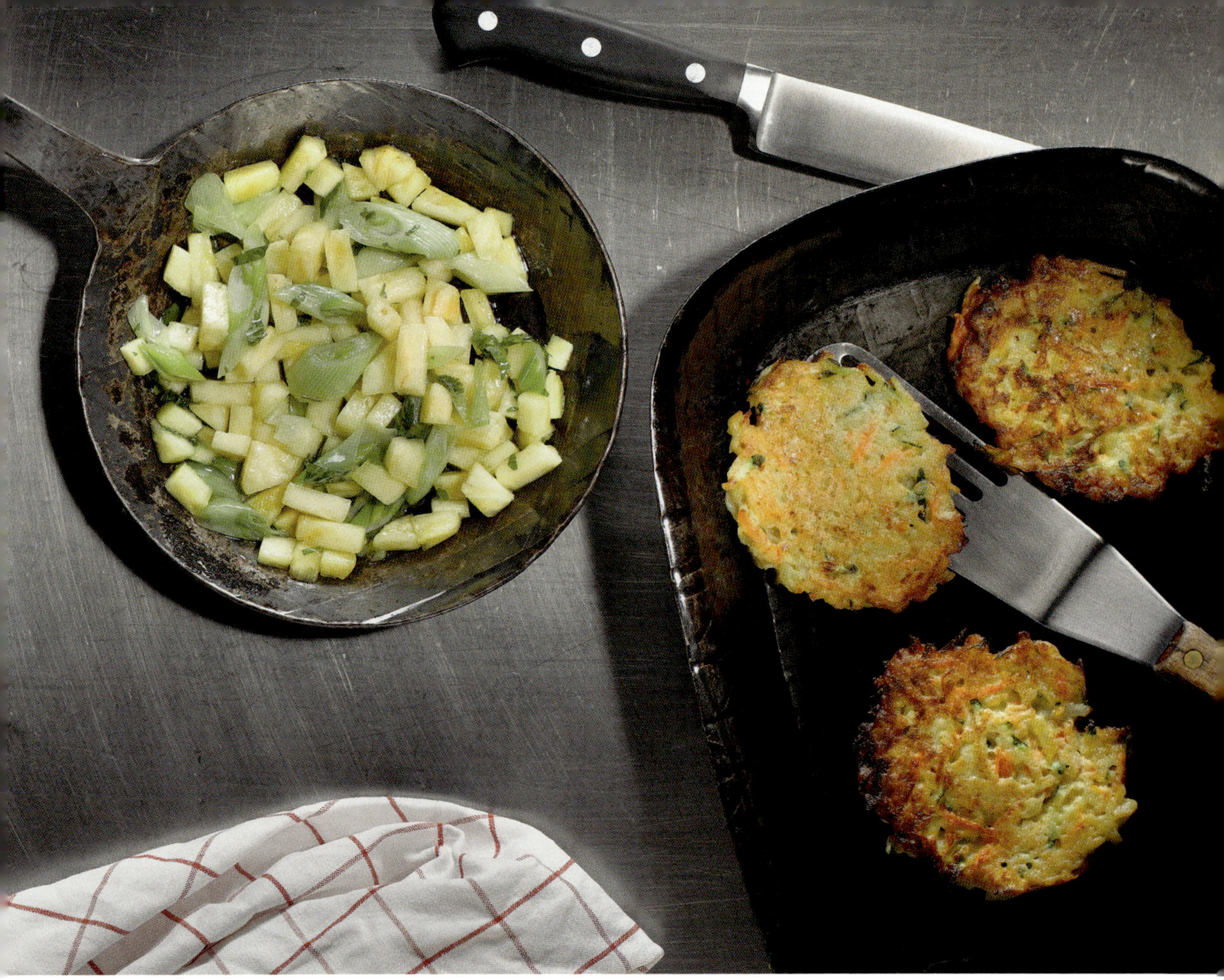

Kartoffel-Möhren-Zucchini-Puffer mit Ananasgemüse

Zutaten für 4 Personen

Für die Puffer:
200 g Möhren
300 g Kartoffeln
100 g Zwiebeln
200 g Zucchini
4 EL Mehl
1 TL Backpulver
2 Eier
1 EL Paprikapulver
6–8 EL Rapsöl zum Ausbacken
Salz und Pfeffer

Für das Ananasgemüse:
500 g frische Ananas
5 Frühlingszwiebeln
2 EL Olivenöl
1 EL brauner Zucker
$^1/_2$ Bund frischer Koriander
Salz, Pfeffer

Zubereitungszeit: 40 Minuten

Zubereitung

Kartoffeln schälen, mit einer Reibe oder mit der Küchenmaschine fein raspeln. Zwiebeln und Möhren schälen. Zucchini waschen und putzen. Dann alles fein raspeln. Das Gemüse mit Kartoffeln, Mehl, Backpulver, Salz, Pfeffer, Eiern und Paprikapulver vermengen.

Öl in einer Pfanne erhitzen. Die Masse esslöffelweise in das heiße Öl geben und mit dem Löffelrücken etwas flach drücken. Die Puffer bei mittlerer Hitze 3–4 Minuten goldbraun ausbacken, zwischendurch wenden. Anschließend auf Küchenkrepp abtropfen lassen und im vorgeheizten Backofen bei 80 °C warm stellen.

Für das Ananasgemüse die Ananas schälen, Strunk entfernen und in kleine Stücke schneiden. Frühlingszwiebeln waschen, in Ringe schneiden. Chilischote waschen, längs halbieren, entkernen und in Streifen schneiden. Olivenöl in einer Pfanne erhitzen, Ananas, braunen Zucker, Frühlingszwiebeln und Chilistreifen dazugeben und 5 Minuten braten. Mit Salz und Pfeffer würzen. Nun den gewaschenen, klein geschnittenen Koriander dazugeben, kurz vermengen und von der Herdplatte nehmen. Puffer auf die Teller legen und mit dem Ananasgemüse anrichten.

Expertentipp

Kohlenhydratbetont, reich an Vitaminen, Mineralstoffen und bioaktiven Pflanzenstoffen.

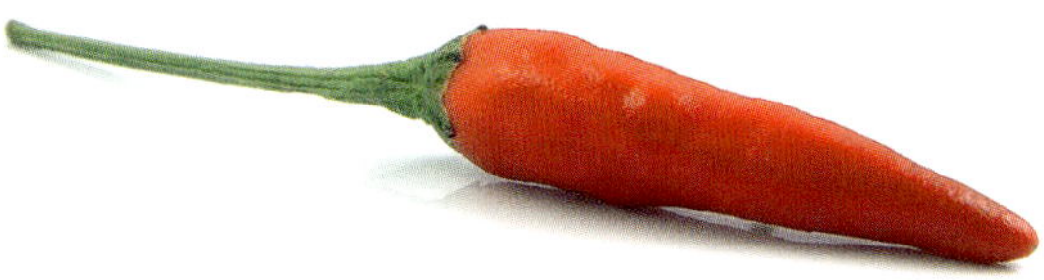

Spanische Kartoffeln mit Sprossen-Dip

Zutaten für 4 Personen

Für die Kartoffeln:

1,5 kg kleine Kartoffeln (z. B. Drillinge)
4 EL Olivenöl
1 EL Cayennepfeffer
1 EL Paprikapulver, edelsüß
2 EL grobes Meersalz
Pfeffer

Für den Sprossen-Dip:

125 g gemischte Kräutersprossen (Reformhaus)
200 g Vollmilchjoghurt
400 g Magerquark
1 TL frisch gepresster Zitronensaft
Salz, Pfeffer
1/2 TL Kreuzkümmel
1 Prise Zucker
50 g gehackte Haselnüsse
1/2 Bund glatte Petersilie

Zubereitungszeit: 30 Minuten

Zubereitung

Kartoffeln waschen, mit Olivenöl vermengen. Mit Cayennepfeffer, Paprika, Salz und Pfeffer würzen. Im vorgeheizten Backofen bei 200 °C und 20–25 Minuten backen.

Für den Dip Sprossen kalt abspülen und abtropfen lassen. Joghurt, Quark, Zitronensaft verrühren, mit den Gewürzen abschmecken. Petersilie waschen, klein schneiden und mit den Nüssen unterheben.

Die Kartoffeln auf 4 Tellern verteilen und mit dem Dip servieren.

Expertentipp

Kohlenhydrat-Eiweißkombination mit vielen Mineralstoffen (Kalium, Magnesium, Kalzium) und Vitamin C.

Safranrisotto mit Spargelspitzen, Scampi und Gremolata

Zutaten für 4 Personen

Für die Gremolata:
1 Knoblauchzehe
$^{1}/_{2}$ Bund glatte Petersilie
1 Zitrone, unbehandelt

Für den Risotto:
1 Tütchen Safranfäden
2 EL Butter
2 Schalotten
300 g Arborio-Reis (italienischer Rundkornreis)
2 EL Olivenöl
1 l Hühnerbrühe oder Gemüsefond
150 ml trockener Weißwein
80 g Parmesan
12 Scampi (Black-Tiger-Seawater)
12 Stangen grüner Spargel
Salz und Pfeffer aus der Mühle

Zubereitungszeit: 45 Minuten

Zubereitung

Für die Gremolata Knoblauch schälen und mit dem Messer zerdrücken. Petersilie waschen und fein schneiden. Zitronen waschen, Schale abreiben. Alles gut vermischen und beiseite stellen.

Für den Risotto Safranfäden in eine kleine Schüssel mit 1 EL kochendem Wasser übergießen und ziehen lassen. Die Butter in einem Topf zerlassen, Schalotten schälen, fein würfeln und mit der Butter glasig schwitzen. Den Reis einrühren und ca. 2 Minuten anbraten. Wein und Safranmischung dazugeben und solange köcheln lassen, bis der Wein aufgesogen ist. Die Hälfte der Brühe dazugießen und unter ständigem Rühren 15–20 Minuten garen, dabei nach und nach die restliche Brühe dazugeben. Der Reis ist gar, wenn die Masse breiig ist und die Reiskörner noch bissfest. Jetzt den geriebenen Parmesan unterrühren. Mit Salz und Pfeffer abschmecken.

Parallel dazu Scampi mit Olivenöl in einer heißen Pfanne von beiden Seiten ca. 3 Minuten braten und herausnehmen. Spargel klein schneiden und in der gleichen Pfanne bissfest garen und abschmecken. Guten Appetit!

Expertentipp

Kohlenhydratbetont, eiweißhaltig und reich an Mineralstoffen sowie Jod und Zink.

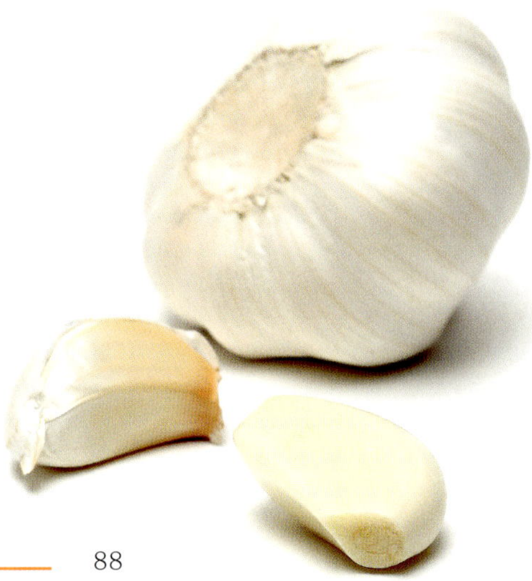

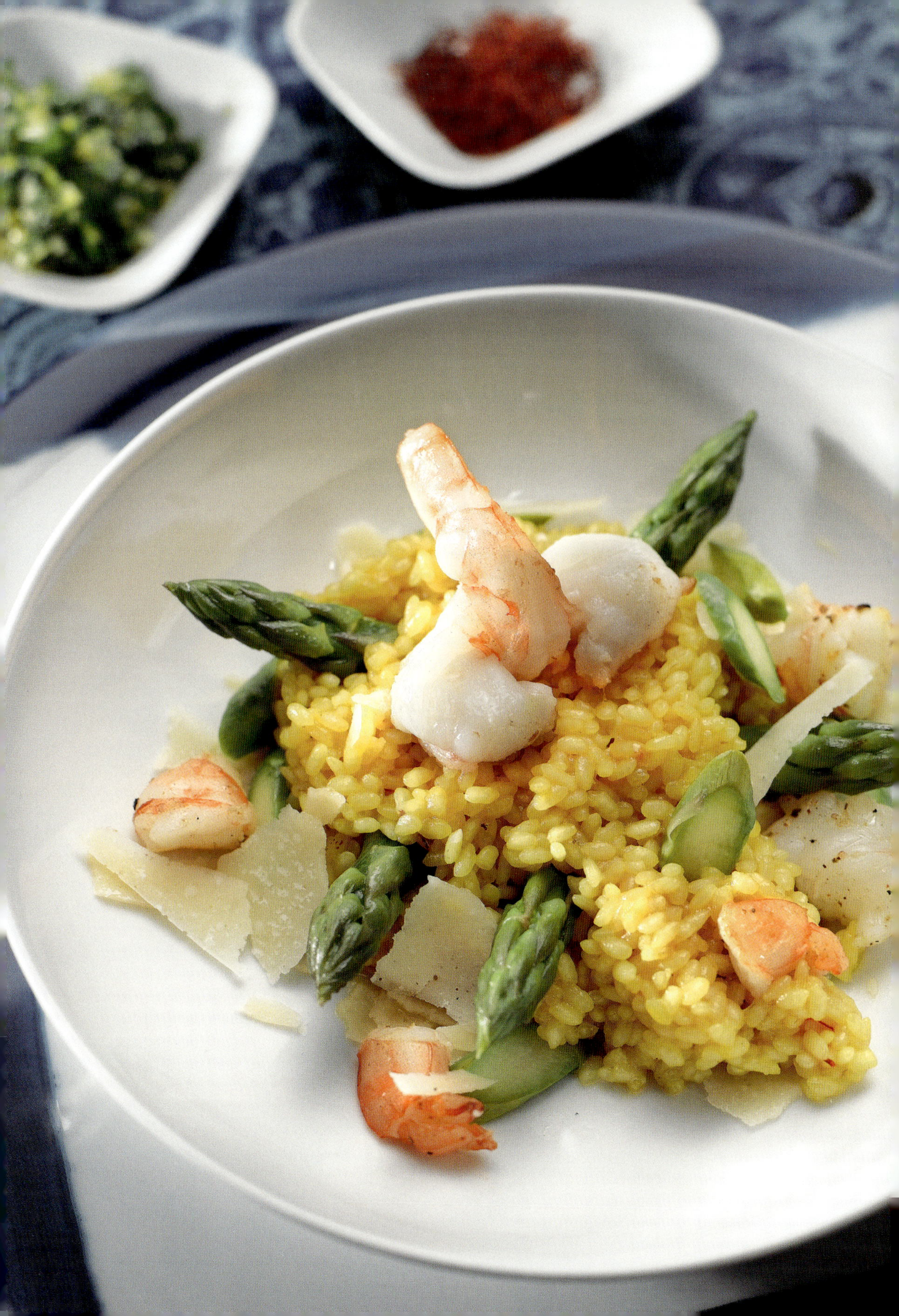

Ratatouille

Zutaten für 4 Personen

je 2 rote, gelbe, grüne Paprikaschoten
1 Aubergine
1 Zucchini
1 kleiner Hokkaidokürbis
2 Tomaten
1 Zwiebel
1 Knoblauchzehe
50 ml Olivenöl
150 ml Tomatensaft
1 Lorbeerblatt
je $^1/_2$ Bund Majoran, Thymian, Rosmarin
Salz, Pfeffer

Zubereitungszeit: 60 Minuten

Zubereitung

Gemüse waschen. Paprikaschoten halbieren, entkernen und in 1 cm dicke Streifen schneiden. Aubergine in kleine Würfel schneiden. Zucchini in 1 cm dicke Scheiben schneiden und dann würfeln. Kürbis waschen, entkernen, fein würfeln. Tomaten kurz in heißes Wasser legen, häuten und achteln.

Zwiebel und Knoblauch schälen. Zwiebel in feine Würfel schneiden. Knoblauch mit dem Messer zerdrücken. Öl in einem Topf erhitzen, Zwiebeln und Knoblauch darin anrösten. Gemüse nacheinander bissfest anschwitzen.

Kräuter waschen. Thymianblätter und Rosmarinnadeln abzupfen, Majoran klein schneiden und mit Tomatensaft, Tomaten und den Gewürzen in einem Topf auf kleiner Flamme zu einer Soße kochen. Dann zum Gemüse geben, kurz aufkochen, abschmecken, fertig.

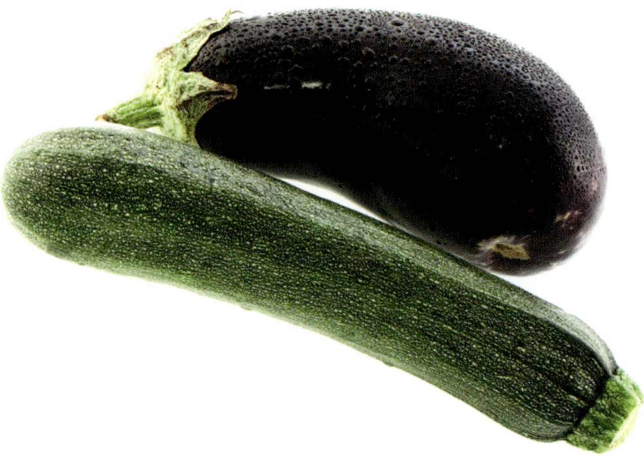

Expertentipp

Mediterrane Gemüsekombination mit hohem antioxidativem Schutzpotential (Carotinoide, Vitamin C und E). Reich an Kalium.

Waldpilze in Rahm mit Semmelknödel

Foto rechts

Zutaten für 4 Personen

Für die Semmelknödel:
1 mittelgroße gewürfelte Zwiebel
25 g Butter
500 g trockener Toast, Brötchen oder Brezel
$^1/_4$ l warme Milch
3 Eier
2 kleine Bund Petersilie
Salz, Pfeffer, Muskat

Für das Pilzragout:
600 g Pilze (z. B. Steinpilze, Pfifferlinge, Maronen, Birkenpilze)
3 Stangen Frühlingslauch
3 Zweige Thymian
1 Zweig Rosmarin
25 g Butter
1 gehackte Knoblauchzehe
200 ml Sahne
100 ml Weißwein
Salz, Pfeffer

Zubereitungszeit: 40 Minuten

Zubereitung
Für die Semmelknödel Zwiebel schälen, klein würfeln. Butter im Topf zerlassen, Zwiebeln dazugeben und glasig dünsten, auskühlen lassen.

Brot würfeln. Milch erwärmen und über das Brot gießen. Petersilie waschen, klein schneiden, Eier verquirlen. Mit den Zwiebeln, Salz, Pfeffer und Muskat gut vermengen. 15 Minuten quellen lassen. Aus dem Teig 8 Knödel formen und in kochendes Salzwasser legen. 8–10 Minuten ziehen lassen. Die Knödel schwimmen oben, wenn sie gar sind.

Für das Pilzragout Pilze putzen, mit einem Pinsel oder feuchten Tuch säubern. Auf die gewünschte Größe zerteilen. Frühlingslauch putzen, waschen und in Ringe schneiden. Thymian, Rosmarin waschen, Nadeln und Blätter von den Stielen streifen, fein hacken.

Butter im Topf zerlassen, Pilze darin kräftig anbraten. Aus der Pfanne nehmen, warm stellen. In der noch heißen Pfanne Weißwein und Sahne einkochen. Dazu Kräuter, Knoblauch und Pilze. Abschmecken und mit dem Frühlingslauch durchschwenken. Zusammen mit den Semmelknödeln auf tiefen Tellern anrichten, restliche Petersilie darüberstreuen.

Tipp
Pilze nie in Wasser tauchen. Sie saugen sich voll!

Expertentipp
Kohlenhydratreich. Reich an pflanzlichem Vitamin D und Eisen.

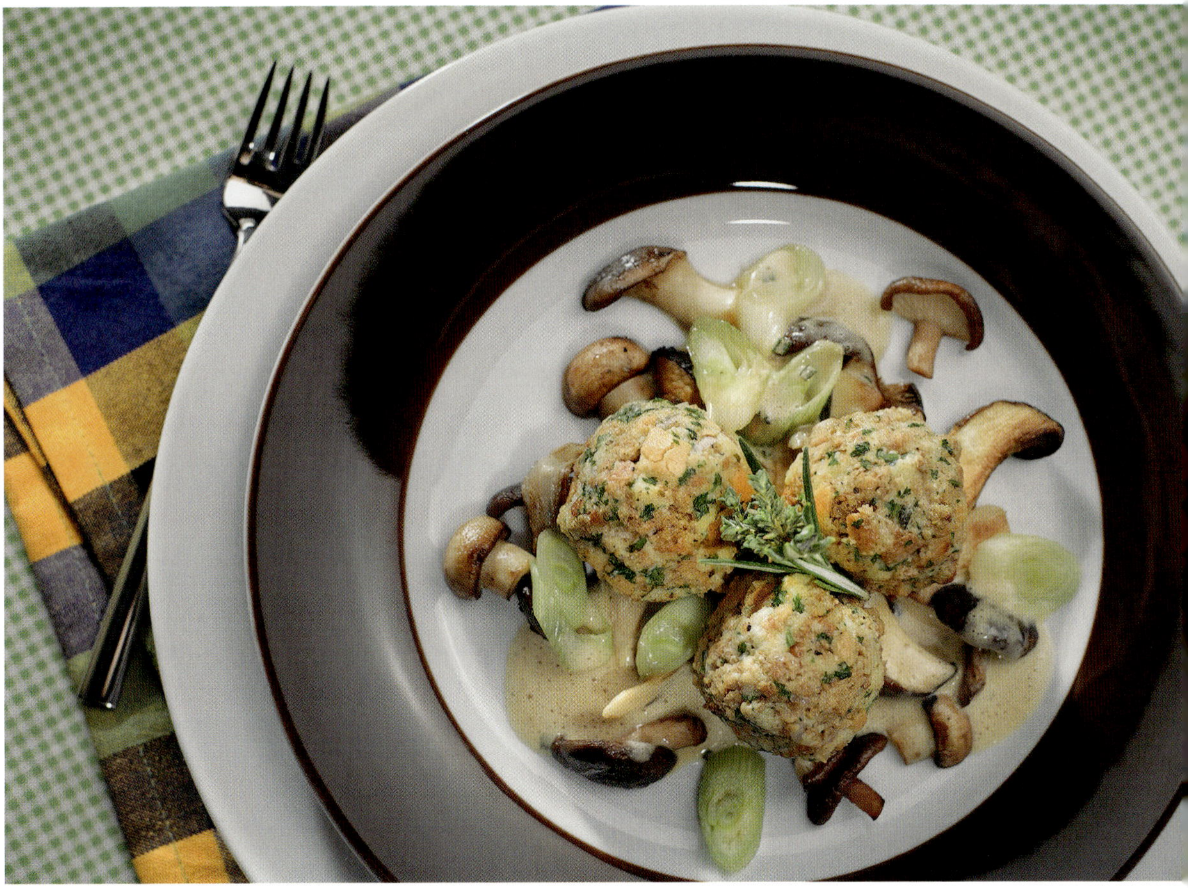

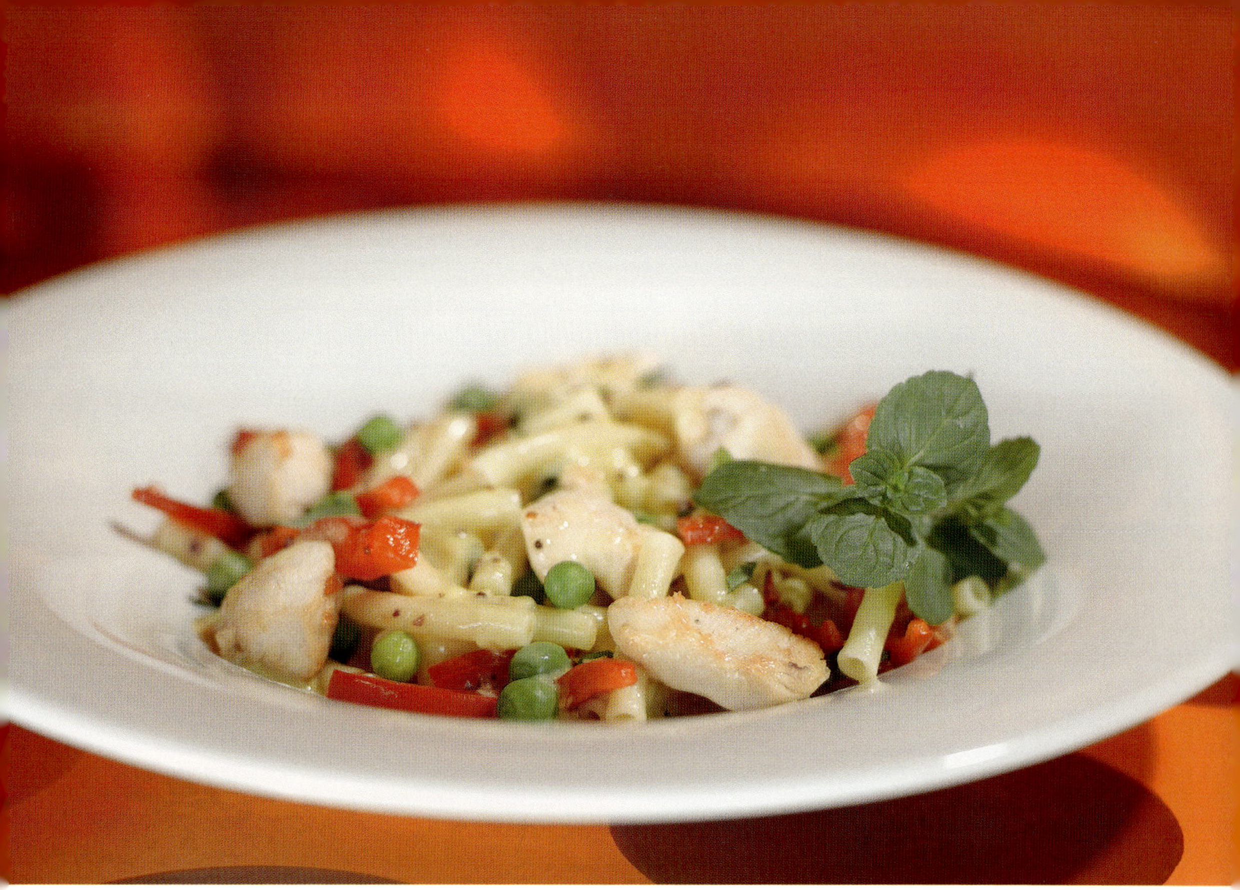

Hähnchen-Nudelpfanne mit Erbsen und Paprika

Zutaten für 4 Personen

1 Zwiebel
1 Knoblauchzehe
2 rote Paprikaschoten (400 g)
500 g Hähnchenbrustfilet
300 g kurze Makkaroni
Salz, Pfeffer
300 g tiefgefrorene Erbsen
20 g Butter
1 EL Hasselnussöl, z. B. Vitaquell
200 ml klare Gemüsebrühe
2 EL körniger Senf
100 g Schmand
$^1/_2$ Bund Pfefferminze

Zubereitungszeit: 40 Minuten

Zubereitung

Zwiebeln und Knoblauch schälen und fein würfeln. Paprika waschen, putzen, vierteln und in Streifen schneiden. Hähnchenbrust in ca. 2 cm grosse Würfel schneiden.

Makkaroni in reichlich Salzwasser nach Packungsanweisung bissfest garen. Etwa 3 Minuten vor Ende der Garzeit die Erbsen zu den Nudeln geben. Wasser abgießen und abtropfen lassen.

Inzwischen Butter und Öl in einer großen Pfanne erhitzen. Hähnchenbrustwürfel darin goldbraun anbraten. Knoblauch, Zwiebeln und Paprika dazugeben und 3 Minuten braten. Mit Brühe auffüllen. Schmand, Senf unterrühren, kurz aufkochen. Minze waschen, klein schneiden und das Gericht damit vollenden.

Expertentipp

Eiweiß-Kohlenhydratkombination mit Vitamin C und Mineralstoffen.

Vollkornspaghetti mit Lachs, Cocktailtomaten, Majoran und Olivenöl

Zutaten für 4 Personen

500 g Vollkornspaghetti
300 g Cocktailtomaten
300 g Wildlachsfilet
1 Topf Majoran
1 Topf Basilikum
4 EL Olivenöl
1 kleingehackte Knoblauchzehe
2 EL Balsamicoessig
Meersalz und Pfeffer aus der Mühle
100 g Parmesan

Zubereitungszeit: 40 Minuten

Zubereitung

Die Nudeln nach Packungsangabe kochen.

In der Zwischenzeit das Lachsfilet würfeln. Tomaten halbieren, Kräuter klein schneiden. In einer großen Pfanne, Olivenöl erhitzen, Knoblauch, Tomaten und Lachs dazugeben. 1 Minute zugedeckt ziehen lassen. Kräuter und Essig dazugeben und würzen. Nudeln abgießen und noch heiß unter die Lachssoße heben. Mit gehobeltem Parmesan servieren. Dazu passt Rucola-Paprika-Salat, Rezept S. 54.

Expertentipp

Langzeitenergie für die Kopfarbeit! Vitaminreicher Langzeitenergiespender mit wertvollen Omega-3-Fettsäuren, B-Vitaminen, Mineralstoffen sowie Eiweiß.

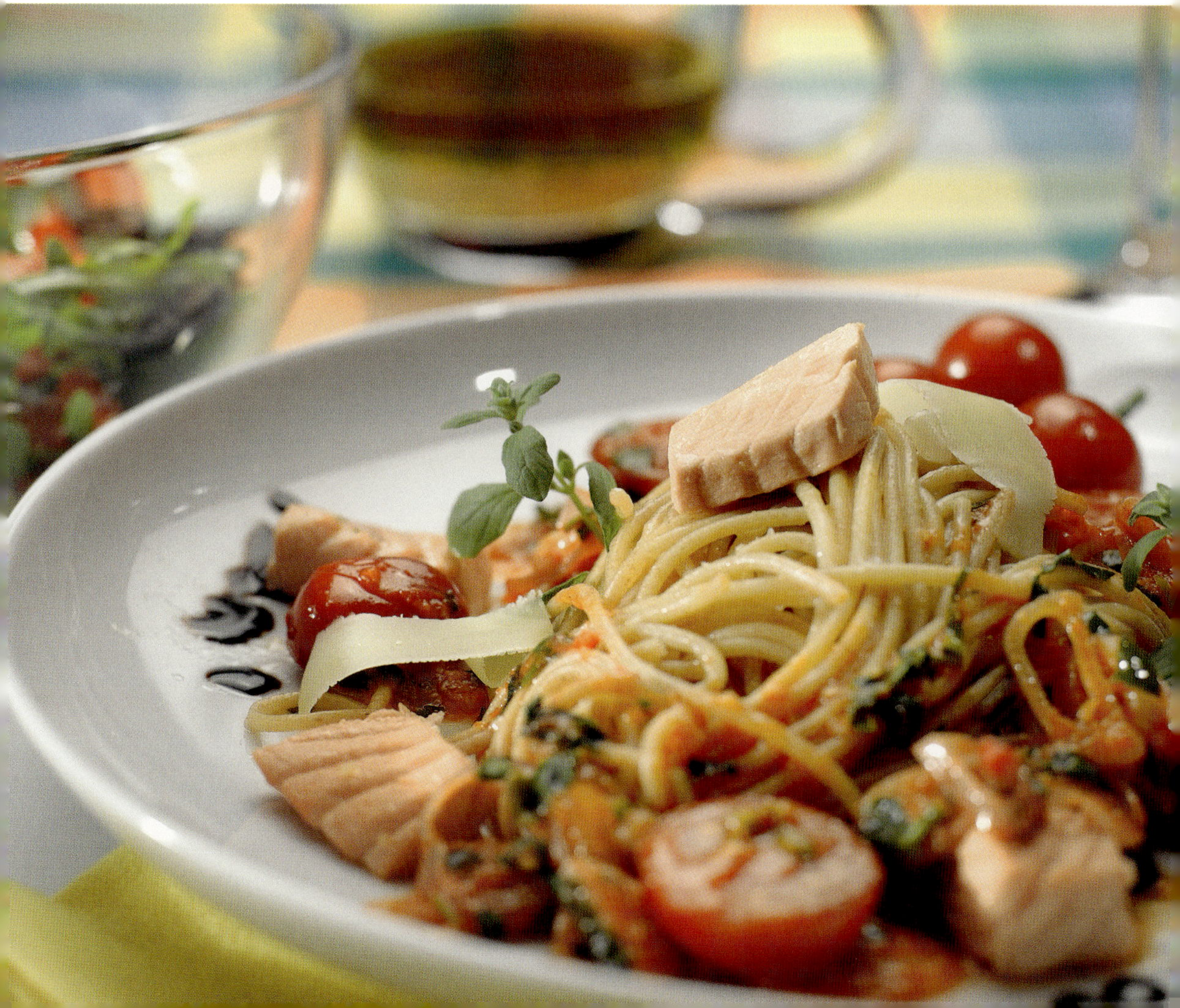

Grünkohl-Lasagne mit Tomatensoße

Zutaten für 4 Personen

Für die Lasagne:
500 g geputzter Grünkohl
Salz, Pfeffer
1 Prise Zucker
1 EL Senf
2 mittelgroße Zwiebeln
50 g durchwachsener Speck
1 TL Gemüsebrühe (Bioladen, Reformhaus)
150 g Mozzarella
100 g Crème fraîche
5 EL Milch
1–2 EL Olivenöl
1 Paket Lasagne-Teigblätter (250 g)

Für die Tomatensoße:
2 Knoblauchzehen
2 EL Olivenöl
1 Dose gehackte, geschälte Tomaten (460 g)
Meersalz, frisch gemahlener Pfeffer
1 Topf Basilikum

Zubereitungszeit: 60 Minuten

Zubereitung

Grünkohl verlesen und waschen. In reichlich kochendem Salzwasser in einem großen Topf portionsweise ca. 3 Minuten blanchieren. Abtropfen, etwas abkühlen lassen, grob hacken.

Den Speck, die geschälten Zwiebeln in Würfel schneiden und in einem Topf anbraten. Grünkohl dazugeben. Mit einem $^{1}/_{2}$ l Wasser

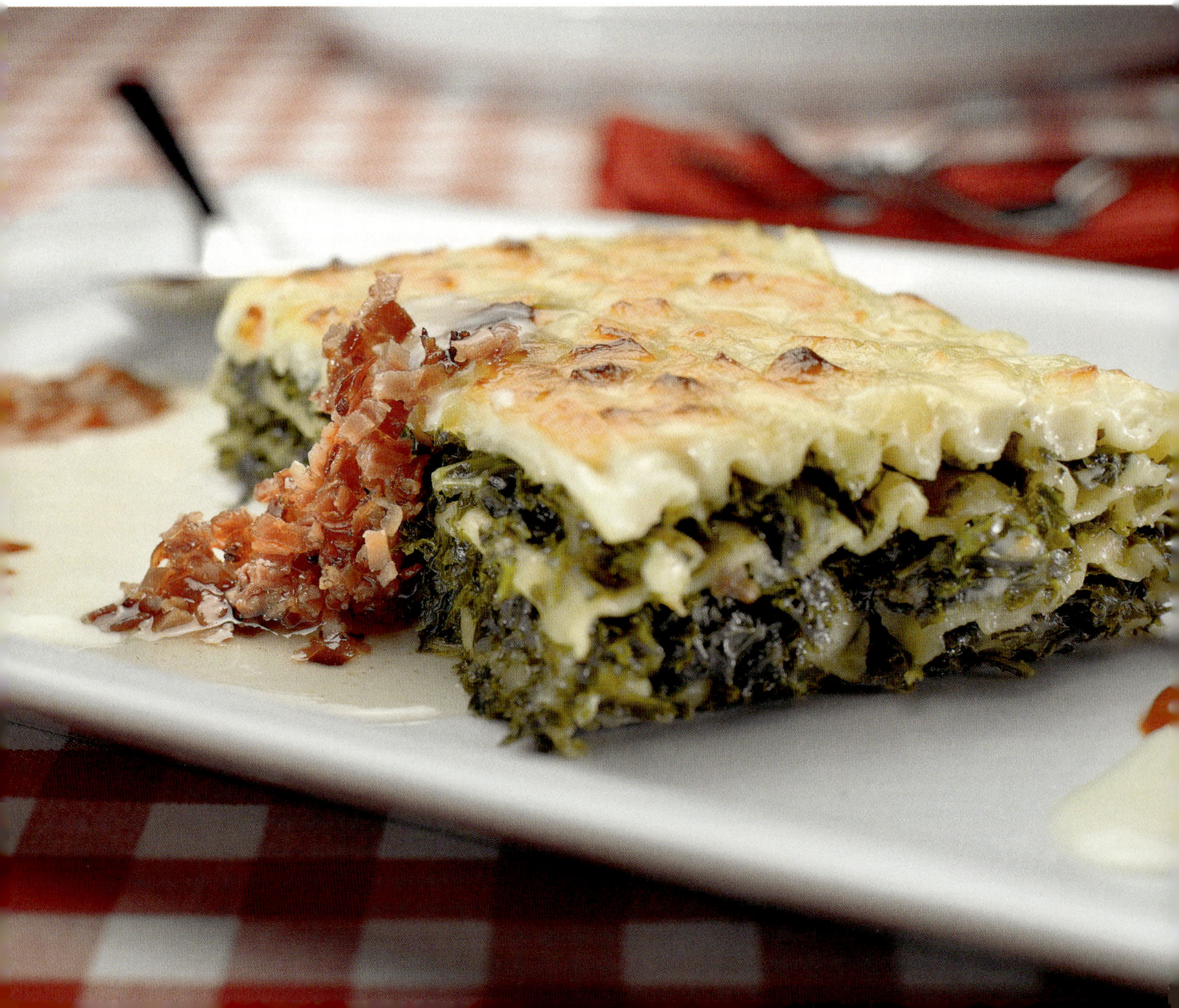

auffüllen, die Brühe dazugeben, aufkochen lassen. Mit Salz, Pfeffer, Zucker und Senf würzen. Zugedeckt 45 Minuten schmoren.

Backofen auf 200 °C vorheizen. Mozzarella fein würfeln, mit Crème fraîche und Milch verrühren. Eine Auflaufform von mittlerer Größe mit dem Öl fetten. Grünkohl und Lasagneplatten schichtweise einfüllen. Auf die letzte Nudelschicht das Käsegemisch verteilen. Die Lasagne ca. 35 Minuten auf mittlerer Schiene backen.

Für die Tomatensoße den geschälten, feingehackten Knoblauch mit Olivenöl in einem Topf anbraten, Tomaten hinzufügen, würzen und ca. 15 Minuten einkochen lassen. Abschmecken, eventuell eine Prise Zucker und zum Schluss das gewaschene, fein geschnittene Basilikum unterrühren.

Expertentipp

Grünkohl ist eines der nährstoffreichsten Gemüse. Reich an Mineralstoffen und Carotinoiden.

Milchreis mit Äpfeln und Zimt

Zutaten für 4 Personen

1 l Milch
1 unbehandelte Zitrone
6 EL brauner Zucker
1 Prise Salz
220 g Milchreis
2 rote, unbehandelte Äpfel
20 g Butter
1/4 TL Zimt

Zubereitungszeit: 40 Minuten

Zubereitung

Von der Zitrone ein 5 cm langes Stück abschälen, mit der Milch, 4 EL braunem Zucker und Salz zum Kochen bringen. Milchreis einrieseln und bei mittlerer Hitze 30–35 Minuten zugedeckt köcheln lassen. Ab und zu umrühren. Wenn der Reis noch bissfest ist, in eine Schüssel geben, die Zitronenschale entfernen.

Äpfel waschen, ungeschält vierteln, entkernen, in Spalten schneiden und mit Zitronensaft beträufeln, damit sie sich nicht verfärben. Butter in einer kleinen Pfanne zerlassen, die Äpfel bei mittlerer Hitze ca. 2 Minuten darin anbraten. 2 EL Zucker mit dem Zimt vermischen.

Den inzwischen lauwarm gewordenen Milchreis auf Teller verteilen, mit Apfelspalten dekorieren und mit Zimt und Zucker bestäuben.

Expertentipp

Kohlenhydratbetont, fördert Entspannung und Regeneration.

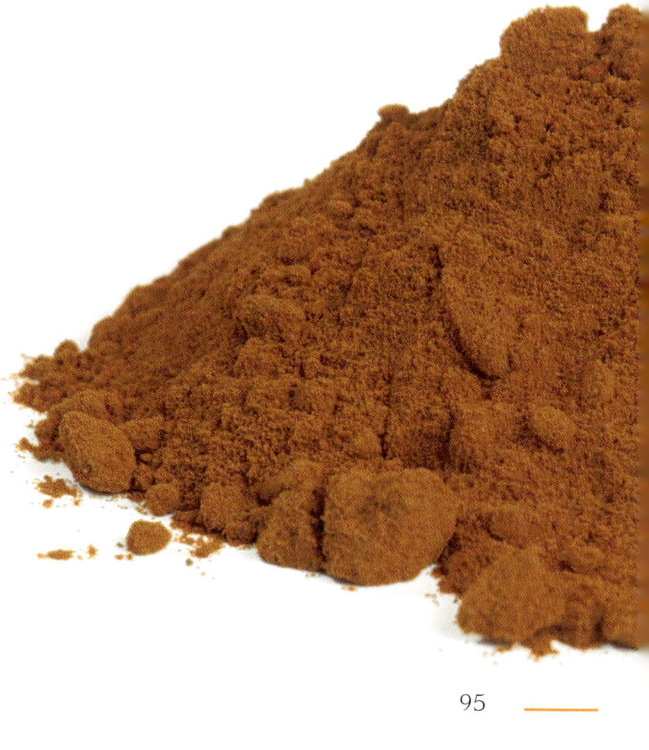

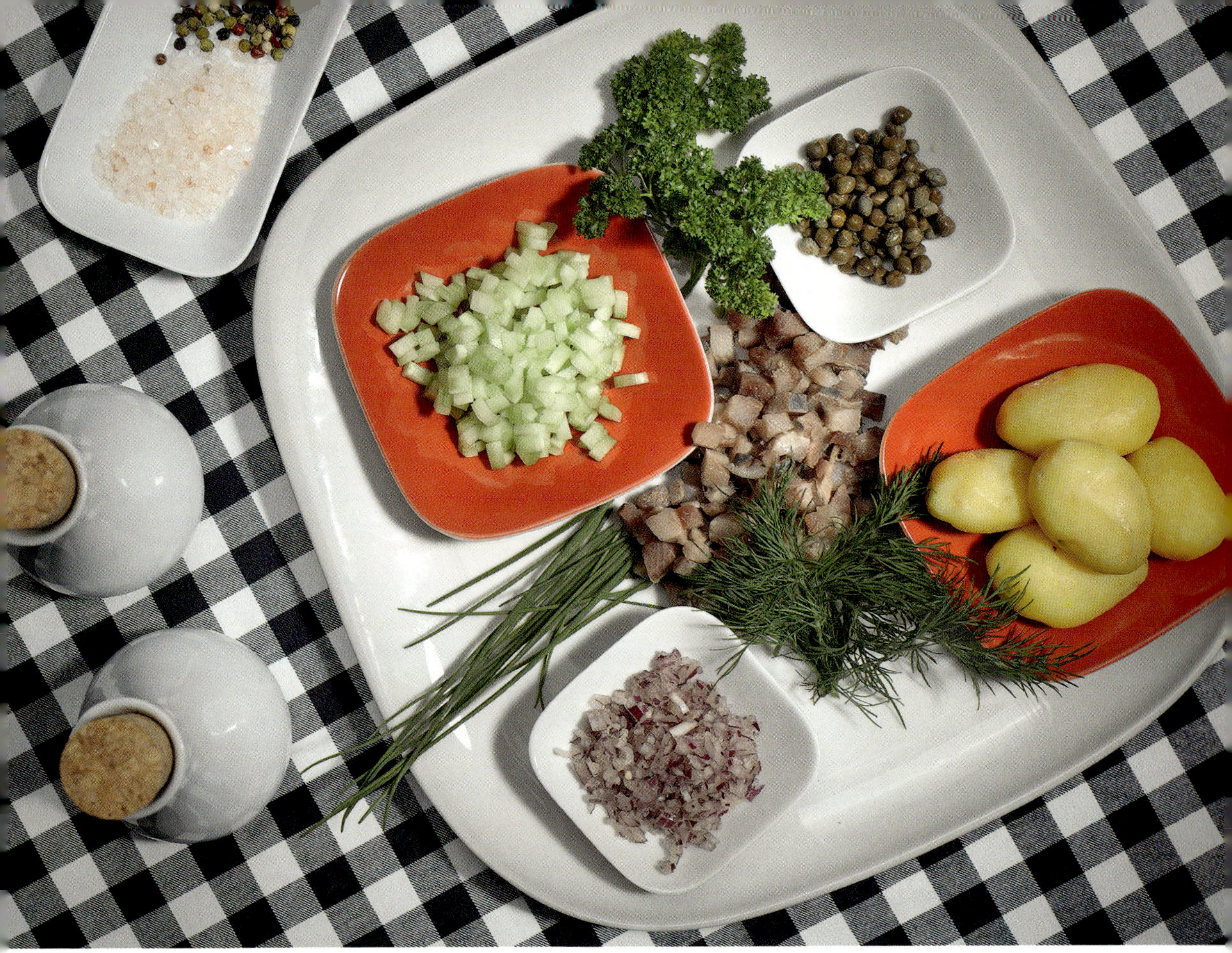

Matjes-Tatar mit Pellkartoffeln

Zutaten für 4 Personen
1,5 kg festkochende Kartoffeln
Salz
4 Matjesfilets (260 g)
2 rote Zwiebeln
$^1/_2$ Salatgurke (250 g)
1 Glas Kapern (60 g)
1 Bund Dill
$^1/_2$ Bund Schnittlauch
$^1/_2$ Bund Petersilie
2 EL Weißweinessig
3 EL Traubenkernöl
Salz, Pfeffer
1 Prise Zucker

Zubereitungszeit: 30 Minuten

Zubereitung
Kartoffeln gründlich waschen und mit Schale ca. 20 Minuten in Salzwasser kochen. Wasser abgießen, Kartoffeln abdampfen lassen und pellen.

Für das Tatar die Matjes abspülen, mit Küchenkrepp trocken tupfen und in Würfel schneiden. Zwiebeln und Gurken schälen, halbieren und entkernen. Dann beides fein würfeln. Kapern abtropfen lassen. Kräuter waschen und klein schneiden und dazugeben.

Für die Marinade Essig, Öl, Salz, Pfeffer und Zucker in einer Schüssel verrühren. Anschließend die Matjes in die Marinade legen und vermischen. Auf Tellern anrichten.

Expertentipp
Kohlenhydratbetont, eiweißhaltig, reich an Omega-3-Fettsäuren, Jod, Vitamin D und B-Vitaminen.

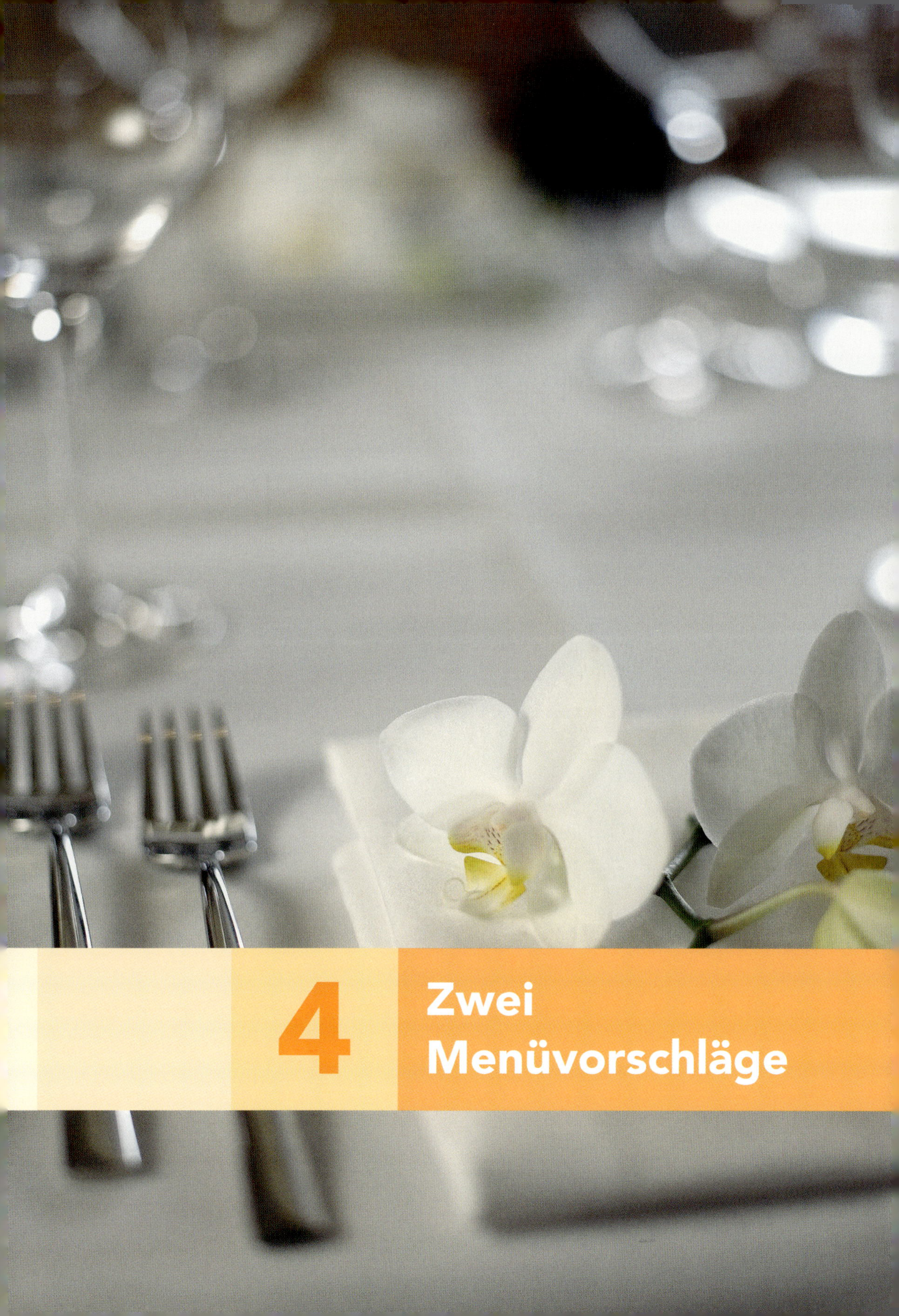

4 Zwei Menüvorschläge

Menü 1

- Spargelcremesuppe
- Gefüllte Seezungenröllchen mit Champagnersoße auf Blattspinat mit Tomaten und Kerbel
- Basilikum-Limettenmousse auf Erdbeersalat

Spargelcremesuppe

Zutaten für 4 Personen
500 g Spargel
400 ml Gemüsefond
40 g Butter
60 g Mehl
200 ml Sahne
Salz, Pfeffer
Muskat
Zucker
25 g Crème fraîche
Saft $^{1}/_{2}$ Zitrone

Zubereitungszeit: 30 Minuten

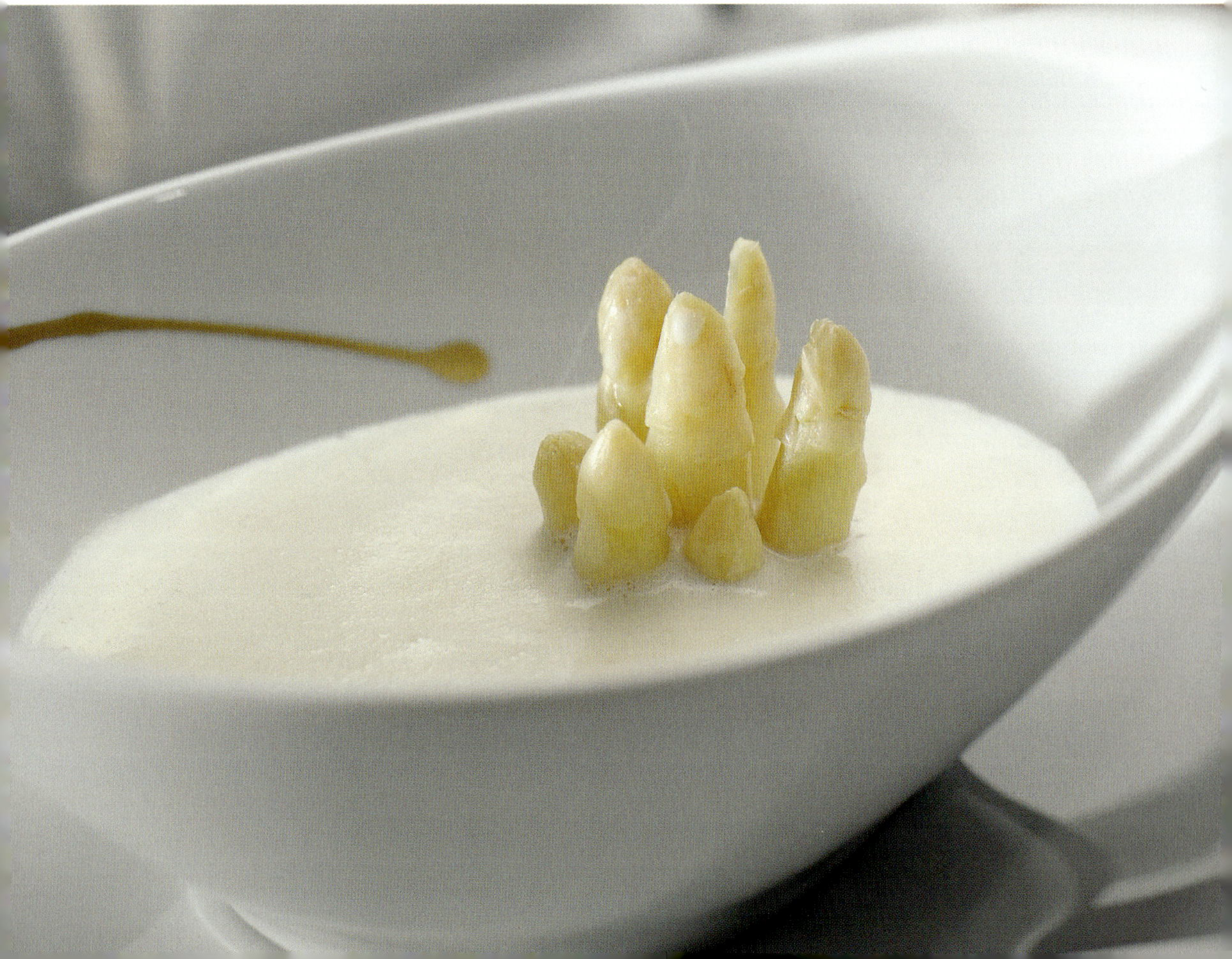

Zubereitung

Spargel schälen, in kleine Stücke schneiden. Die Köpfe separat stellen. Mit der Butter die Spargelstücke in einem Topf anschwitzen, mit Mehl bestäuben und mit dem Gemüsefond und 150 ml Sahne auffüllen. Gut verrühren und unter gelegentlichem Rühren aufkochen, bis der Spargel weich ist.

Dann pürieren und die Spargelköpfe dazugeben. Gut durchkochen, damit der Mehlgeschmack ausgekocht wird. Mit den Gewürzen abschmecken und mit Crème fraîche und Zitronensaft verfeinern.

Sahne steifschlagen und unter die Suppe heben. Achtung: Alles was mit Mehl gekocht wird, neigt zum Anbrennen!

Expertentipp

Reich an Mineralstoffen.

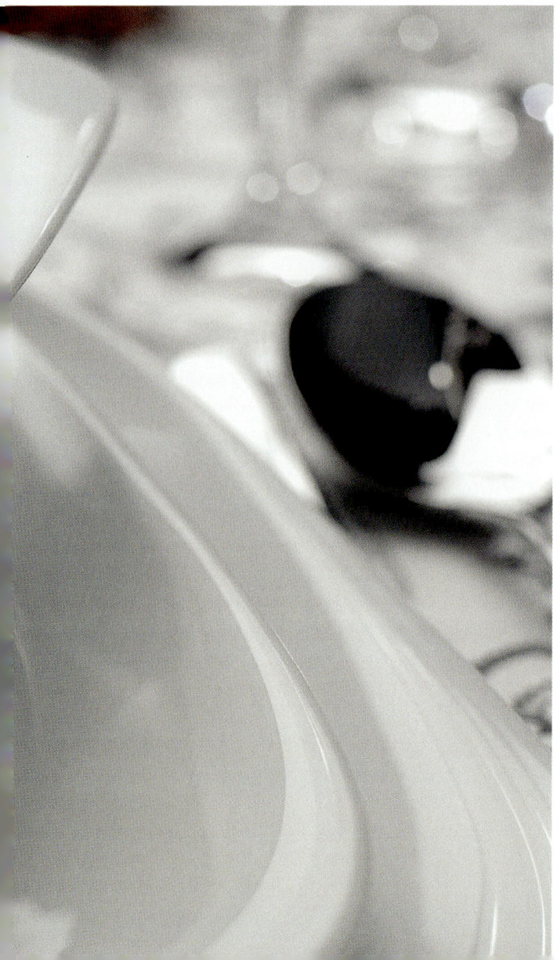

Gefüllte Seezungenröllchen mit Champagnersoße auf Blattspinat mit Tomaten und Kerbel

Zutaten für 4 Personen

Für die Farce:
200 g Lachsfilet
150 ml Sahne
50 ml Crème fraîche
Pfeffer und Salz

Für die Champagnersoße:
1 Schalotte
500 ml Champagner
200 ml Fischfond
Salz, Cayennepfeffer
Zitronensaft
1 TL Butter
1 Eigelb
500 g Blattspinat
$^1/_2$ Bund Kerbel
6 Cocktailtomaten
Für die Röllchen:
400 g Seezungenfilet
Salz, frisch gemahlener Pfeffer

Zubereitungszeit: 90 Minuten

Zubereitung

Für die Farce den Lachs klein schneiden, salzen, abdecken und 1 Stunde in den Kühlschrank stellen. Danach im Mixer pürieren. Sahne nach und nach unterrühren. Abschmecken und kühlstellen.

Für die Soße die Schalotten schälen, fein würfeln und in eine Kasserolle geben. 250 ml Champagner zugießen und aufkochen. Den Fischfond hineingeben und um ein Drittel reduzieren. Die Sahne einrühren und bei niedriger Hitze zu einer cremigen Konsistenz kochen. Mit Salz, Pfeffer und Zitronensaft abschmecken.

Das Eigelb mit etwas heißer Soße verrühren und mit den Butterstücken in die Soße gießen. Warm stellen. Kurz vor dem Servieren mit

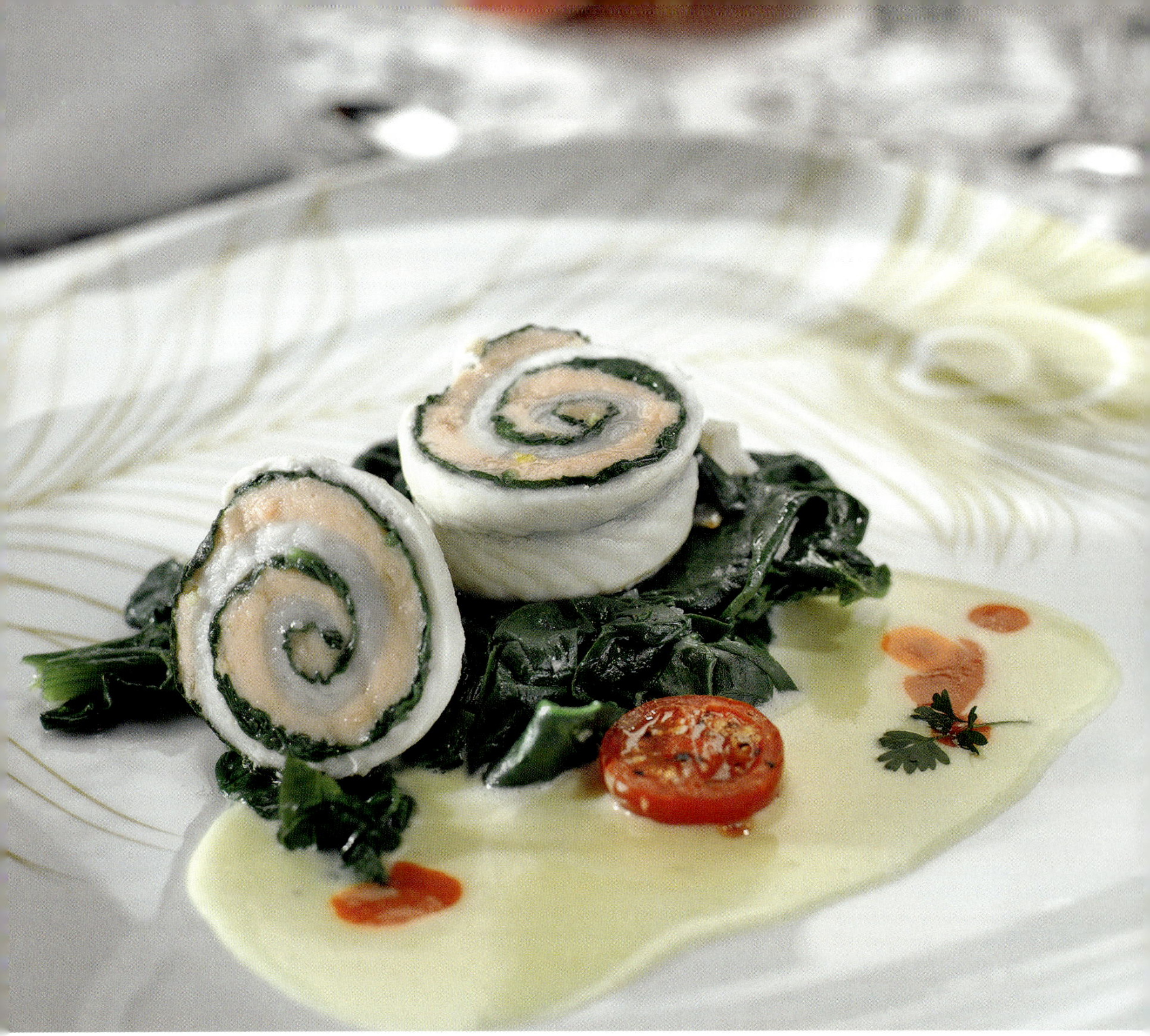

125 ml Champagner auffüllen und mit dem Stabmixer aufrühren.

Für die Röllchen Spinat und Kerbel waschen, klein schneiden und blanchieren. In einer Pfanne Butter zerlassen und bissfest anschwitzen, würzen. Cocktailtomaten halbieren mit Salz und Pfeffer würzen, Olivenöl darüberträufeln und auf einer Platte im Ofen bei 180 °C 5 Minuten warm werden lassen.

Das Fischfilet unter einer Folie plattieren, salzen, pfeffern. Die Lachsfarce in einen Spritzbeutel mit Lochtülle füllen und auf die Filets spritzen. Jedes Filet eng aufrollen. Mit Küchengarn zusammenbinden oder mit dem Zahnstocher fixieren. Auf eine gebutterte Platte legen, mit Salz und Pfeffer würzen. Restlichen Champagner dazugießen.

Die Seezungenröllchen mit Alufolie abdecken und 5–7 Minuten im vorgeheizten Ofen bei 180 °C pochieren. Herausheben, das Garn oder den Zahnstocher entfernen.

Mit der Soße und dem Spinat anrichten, mit Tomaten und Kerbelzweigen garnieren.

Expertentipp

Reich an Eiweiß, bioaktiven Pflanzenstoffen (Lutein), wertvollen Omega-3-Gehirnfettsäuren, Jod und Zink.

Basilikum-Limettenmousse auf Erdbeersalat

Zutaten für 4 Personen

100 ml Sahne
1 Limette
1 Bund Basilikum
250 g Erdbeeren
2 EL Grand Marnier
2 EL Honig
4 Blatt Gelatine
200 g Speisequark
100 g Joghurt
50 g Puderzucker
1 Bund Minze

Zubereitungszeit: 40 Minuten

Zubereitung

Sahne aufschlagen. Limette waschen und die Schale abreiben. Saft auspressen. Basilikum waschen und pürieren. Erdbeeren waschen, Blätter abzupfen, in dünne Scheiben schneiden. Honig mit Grand Marnier verrühren. Gelatine in kaltem Wasser einweichen.

Quark, Joghurt, Puderzucker gut verrühren. Basilikum unterziehen, Limettensaft und Schale zugeben, aufgelöste Gelatine hinzufügen und gut vermischen. Sahne unterheben, fertige Mousse in eine Schüssel füllen. Ca. 3 Stunden kalt stellen.

Die Erdbeeren auf Teller legen, mit der Honigmischung beträufeln. Von der Mousse Nockerl ausstechen, auf die Erdbeeren setzen und mit Minzeblättern garnieren.

Expertentipp

Erfrischende Eiweiß-Vitaminkombination mit viel Vitamin C und ätherischen Ölen.

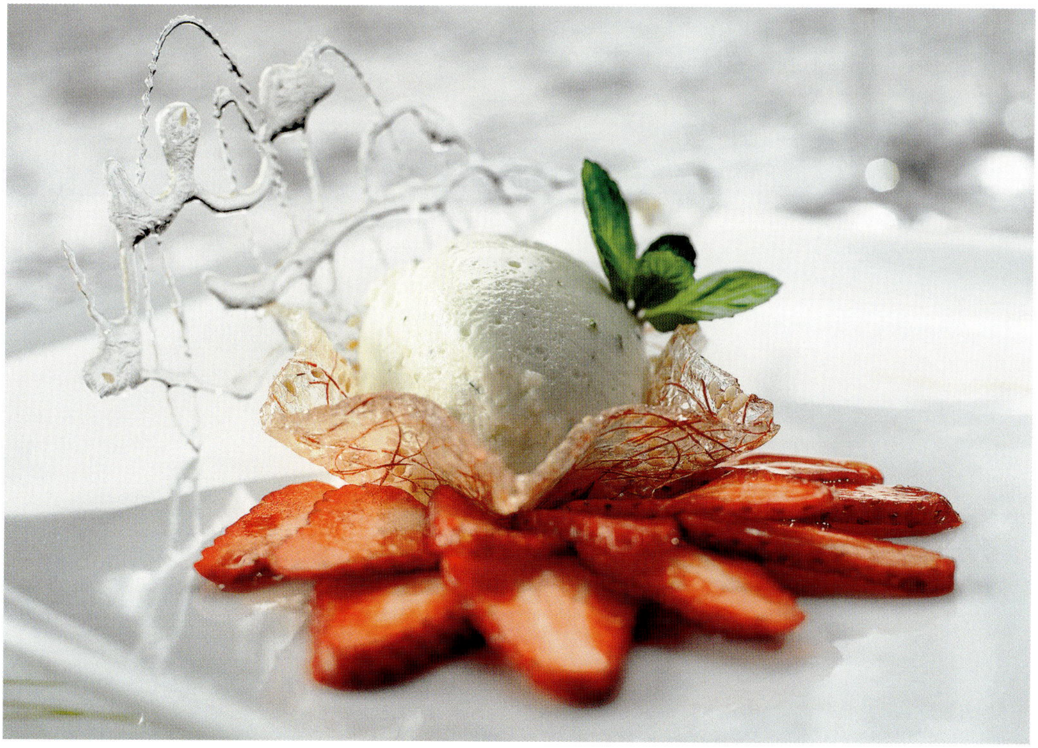

Menü 2

- Rinder-Consommé
- Gebratene Poulardenbrust
  mit Pesto überbacken
  auf Tomaten-Chili-Soße
  mit Gemüse-Weizen-Risotto
- Bayerische Creme
  mit Beerenmark

Rinder-Consommé

Zutaten für 4 Personen

1 Zwiebel
3 l Wasser
2 kg Rinderknochen
$1\frac{1}{2}$ Karotten
$1\frac{1}{4}$ Staudensellerie
1 Stange Lauch
1 Zweig Liebstöckel
200 g mageres Rindfleisch
1 Tomate
1 Lorbeerblatt
1 Eiweiß
Pfefferkörner
Salz
Eiswürfel

Zubereitungszeit: 2 Stunden

Zubereitung

Die Knochen im Ofen goldgelb bräunen. Anschließend in einen Topf mit 3 l kaltem Wasser geben, salzen und zum Kochen bringen. Mit dem Schöpflöffel den aufsteigenden Schaum abnehmen. Sofort die Hitze reduzieren und etwa 1 Stunde köcheln lassen. Das Consommé darf nie richtig kochen, damit die Brühe klar bleibt.

Eine Karotte und den Sellerie schälen, in Würfel schneiden. Lauch putzen, in Stücke schneiden und waschen. Gemüse und Liebstöckel zu Brühe geben. Zwiebel schälen, halbieren. Schnittfläche in der Pfanne bräunen und hinein zur Suppe. Eine weitere halbe Stunde köcheln. Zwischendurch die Trübstoffe mit der Schaumkelle abschöpfen. Nun die Brühe abschütten und erkalten lassen.

Restliche Karotte und Sellerie schälen und mit dem Rindfleisch in der Küchenmaschine zerkleinern. Tomate klein schneiden, alles zusammen in einem Topf vermischen und mit Eiklar und Eiswürfeln eine halbe Stunde ruhen lassen. Kalte Brühe auffüllen und gut vermischen, auf ganz kleiner Flamme noch 10 Minuten köcheln. Den Teppich abnehmen, abschmecken und vorsichtig durch ein Passiertuch Kelle für Kelle passieren.

Expertentipp

Herzhafter Multi-Mineralstoff-Cocktail, stärkend und aufbauend.

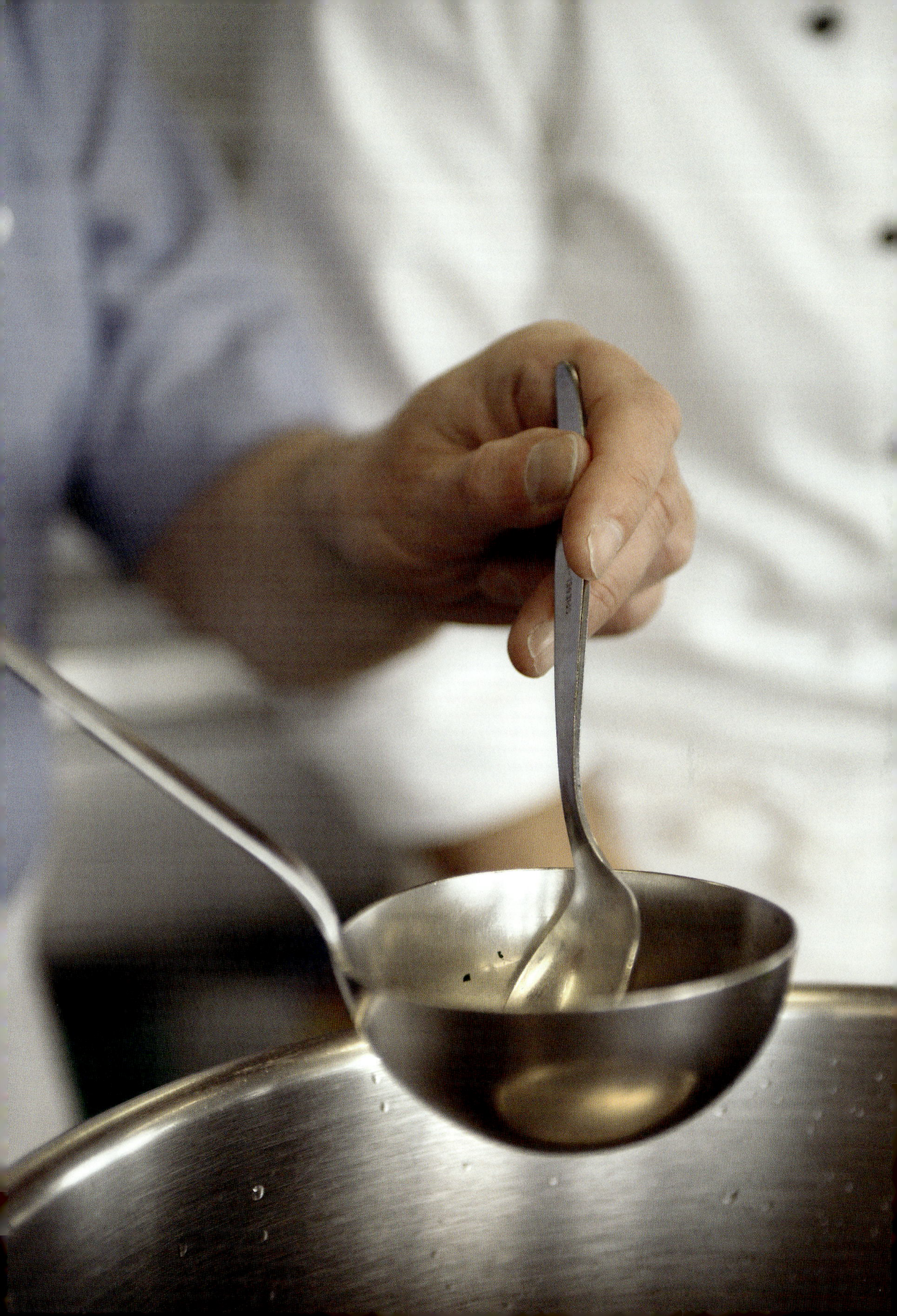

Gebratene Poulardenbrust mit Pesto überbacken auf Tomaten-Chili-Soße mit Gemüse-Weizen-Risotto

Zutaten für 4 Personen

Für die Poulardenbrust:

4 Poulardenbrüste ohne Haut à 160 g
1 Bund Basilikum
2 Knoblauchzehen
100 g Pinienkerne
100 ml Olivenöl
50 g geriebener Parmesan
Salz, Pfeffer aus der Mühle

Für die Tomatensoße:

500 ml passierte Tomaten
1 kleine Zwiebel
1 Knoblauchzehe
2 rote Chilischoten
2 EL Olivenöl
Salz, Pfeffer aus der Mühle,
Zucker, Soja-Soße

Für den Gemüse-Weizen-Risotto:

240 g Zartweizen
1 kleine Zwiebel
5 EL Olivenöl
0,5 l Gemüsebrühe
0,2 l Weißwein
Salz, Pfeffer, Zucker
1 Möhre
1 Stange Bleichsellerie
$^1/_2$ Stange Porree
1 gelbe Paprikaschote

Zubereitungszeit: 50 Minuten

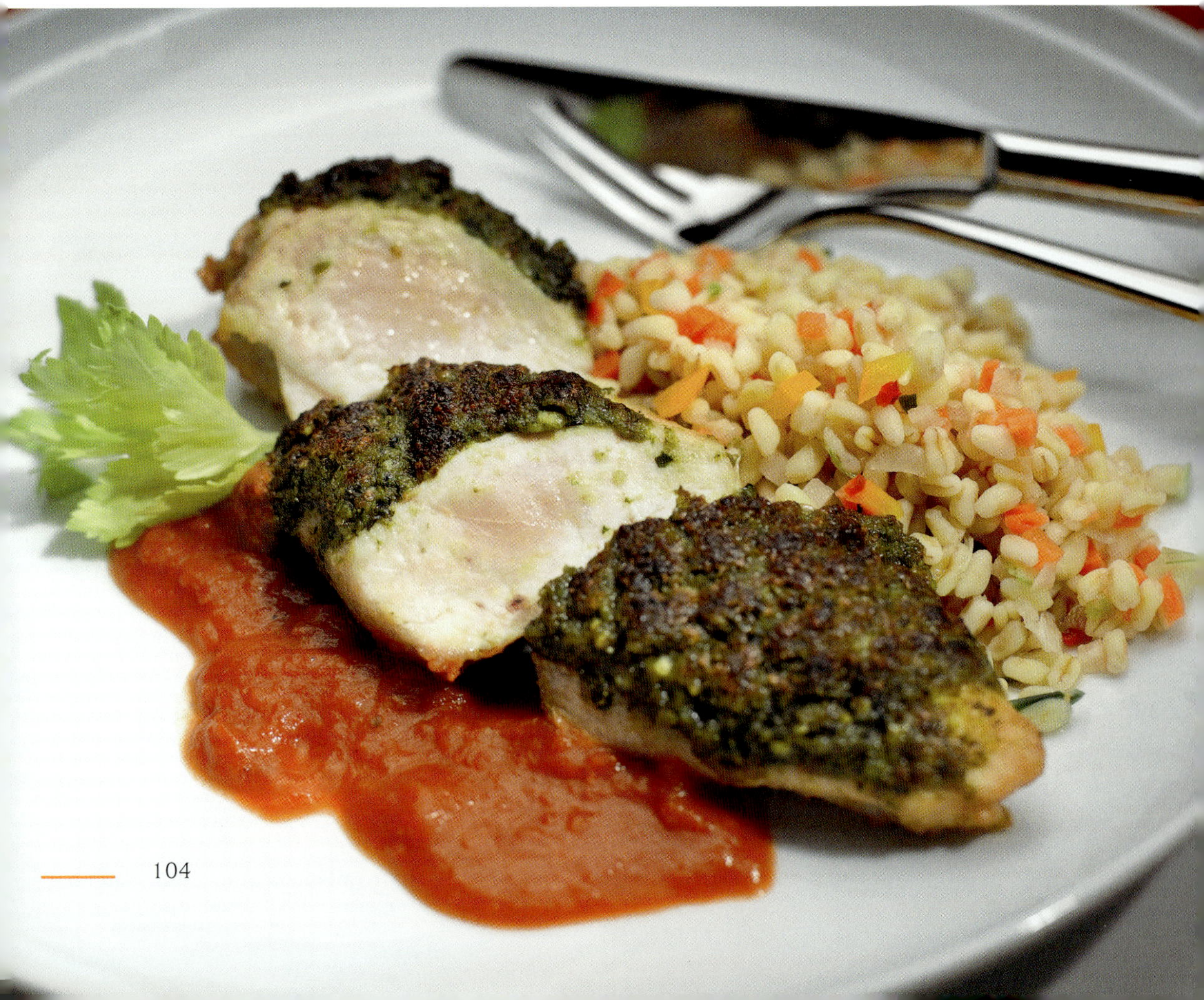

Zubereitung

Für das Pesto: Basilikum abspülen und mit Küchenpapier trocken tupfen, Blätter von den Stängeln zupfen. Knoblauch schälen. Pinienkerne ohne Fett in der Pfanne anrösten.

Mit dem Pürierstab, Basilikum, Knoblauch und Pinienkerne fein zermahlen. Nach und nach Olivenöl dazugeben, bis eine dicke Masse entsteht. Mit Salz und Pfeffer würzen und den Parmesan untermischen.

Die Poulardenbrüste waschen, trocken tupfen und in der Pfanne von jeder Seite ca. 2 Minuten goldgelb anbraten. Auf ein Backblech legen mit Pesto bestreichen und im vorgeheißten Backofen bei 180 °C ca. 10–12 Minuten überbacken.

Für die Tomatensoße Zwiebeln und Knoblauch schälen und in feine Würfel schneiden. Chilischoten waschen, halbieren, Kerne entfernen und klein schneiden. Alles in Olivenöl glasig anschwitzen. Die Tomaten dazugeben und köcheln lassen. Mit den übrigen Zutaten abschmecken.

Für den Risotto Zwiebeln schälen, in feine Würfel schneiden und in Öl anschwitzen. Zartweizen dazu geben und glasig schwitzen, mit Brühe und Wein auffüllen. 20 Minuten köcheln lassen, bis Flüssigkeit verdampft ist und der Zartweizen bissfest ist. In der Zwischenzeit das restliche Gemüse waschen, schälen in keine Würfel schneiden.

Gemüse in 2 EL Olivenöl anschwitzen, abschmecken und zu dem gegarten Zartweizen geben.

Info

Pinienkerne enthalten 30 % Eiweiß und viele B-Vitamine. Im Geflügel sind essentielle Aminosäuren (Phenylalanin) enthalten, steigern Antrieb und Motivation. Chilis machen glücklich: Sie steigern die Endorphinproduktion.
Weizen fördert den Aufbau von Serotonin (Neurotransmitter). Das macht gute Laune und fördert die Konzentration. Komplexe Kohlenhydrate sorgen für gleichmäßige Energiebereitstellung. Gemüse enthält viele Mineralstoffe und Vitamine.

Expertentipp

Durch die Kombination von komplexen Kohlenhydraten, Mineralstoffen, Eiweiß und Vitaminen wird der Antrieb und die Motivation gefördert, die Konzentration gesteigert. Mit diesem Gericht kommen Sie gut über den grauen und harten Winter und manches Stimmungstief hinweg. Gute-Laune-Essen!
Kohlenhydrat-Eiweißkombination mit wertvollen Fettsäuren, Mineralstoffen und Carotinoiden (Lykopin) in gut verfügbarer Form.

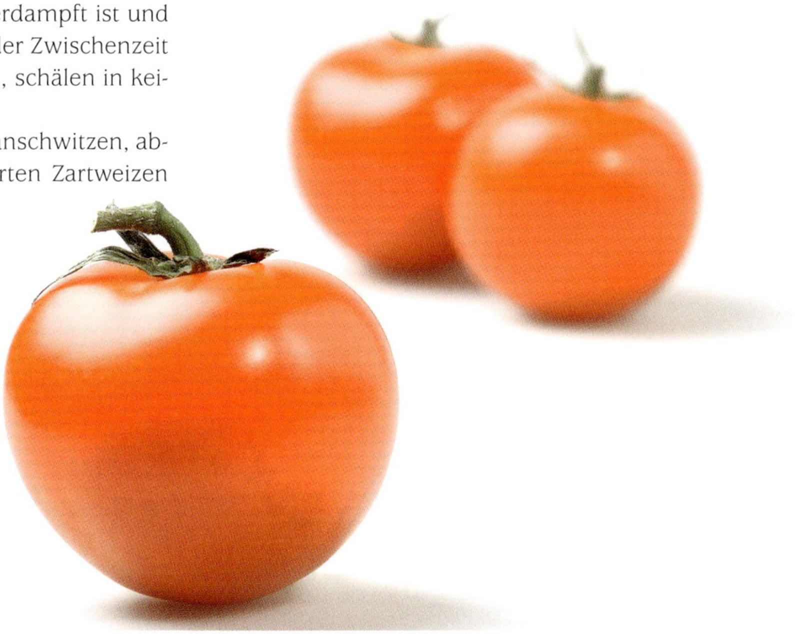

Bayerische Creme mit Beerenmark

Zutaten für 4 Personen

300 g gefrorene Beeren
75 g Puderzucker
5 EL schwarzer Johannisbeerlikör
7 Blatt weiße Gelatine
1 Vanilleschote
Salz
120 g Zucker
6 Eigelb
$^1/_2$ l Milch
$^1/_2$ l Sahne

Zubereitungszeit: 40 Minuten

Zubereitung

Beeren auftauen und durch ein Sieb streichen, mit Puderzucker und Likör verrühren und beiseite stellen.

Gelatine in kaltem Wasser einweichen. Vanilleschote längs aufschneiden, mit dem Messer das Mark herauskratzen, mit der Milch und einer Prise Salz aufkochen.

Eigelb und Zucker mit dem Rührgerät cremig schlagen und etwas von der heißen Milch dazugießen. Nun alles zügig in die Vanillemilch einrühren, Temperatur erhöhen und unter ständigem Rühren bis kurz vor dem Kochen aufschlagen.

Gelatine ausdrücken, in der heißen Creme auflösen und kaltstellen. Wenn die Creme anfängt zu gelieren, die steifgeschlagene Sahne unterheben. Creme in eine Schüssel füllen, Beerenmark einlaufen lassen und mit dem Teigschaber kreisförmig durch die Creme ziehen. Die Creme 3 Stunden in den Kühlschrank stellen. Mit frischen Beeren garnieren.

Expertentipp

Genuss pur, reich an Kohlenhydraten und Vitaminen, vor allem Vitamin C, Mineralstoffen und bioaktiven Pflanzenstoffen.

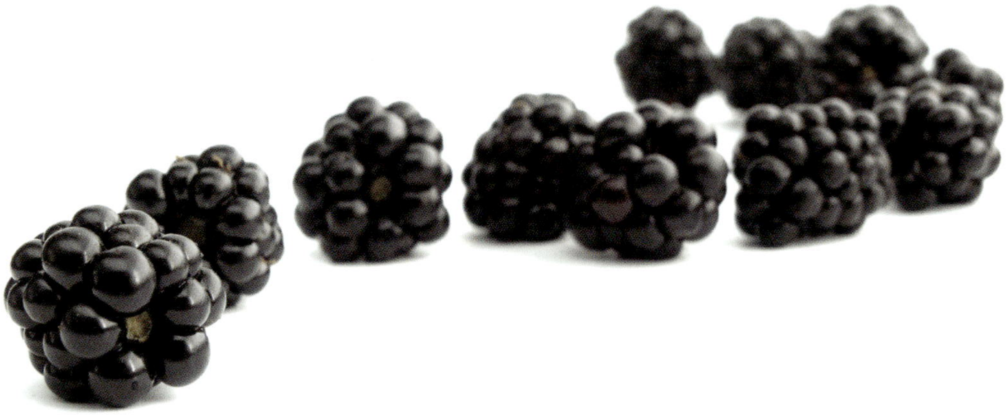

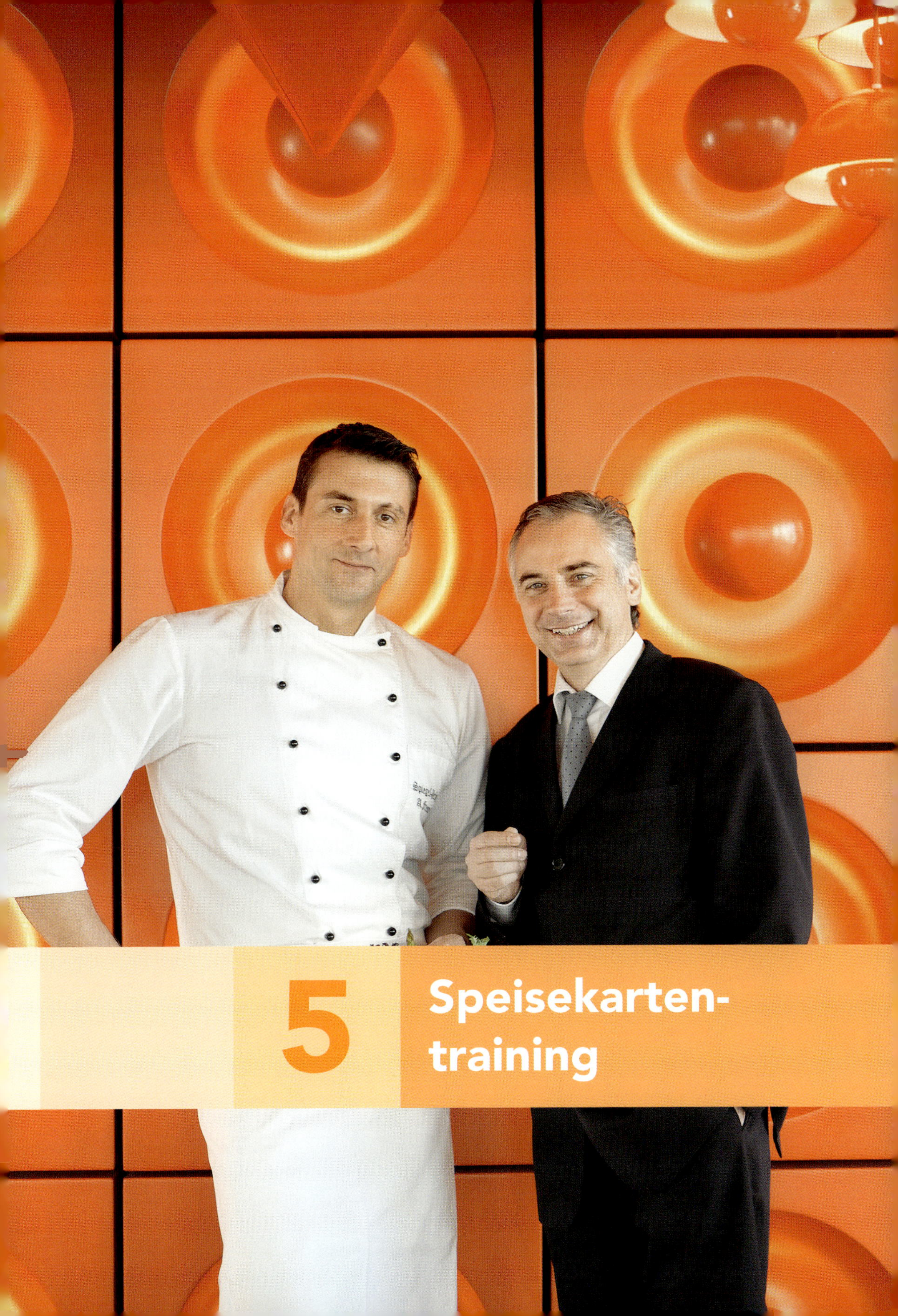

5 Speisekarten-training

Fitessen unterwegs

Die Weichen für eine fitness- und gesundheitsfördernde Ernährung werden nicht nur beim Lebensmitteleinkauf und bei der Nahrungszubereitung in der eigenen Küche gestellt, sondern für die meisten Berufstätigen und vor allem für beruflich Vielreisende bei der Speisenauswahl in Kantinen und Restaurants. In Ruhe das Richtige zu genießen – und das gilt für alle Tagesmahlzeiten zu Hause und außer Haus – ist zweifelsfrei das beste Rezept gegen Stress und Leistungsabfall.

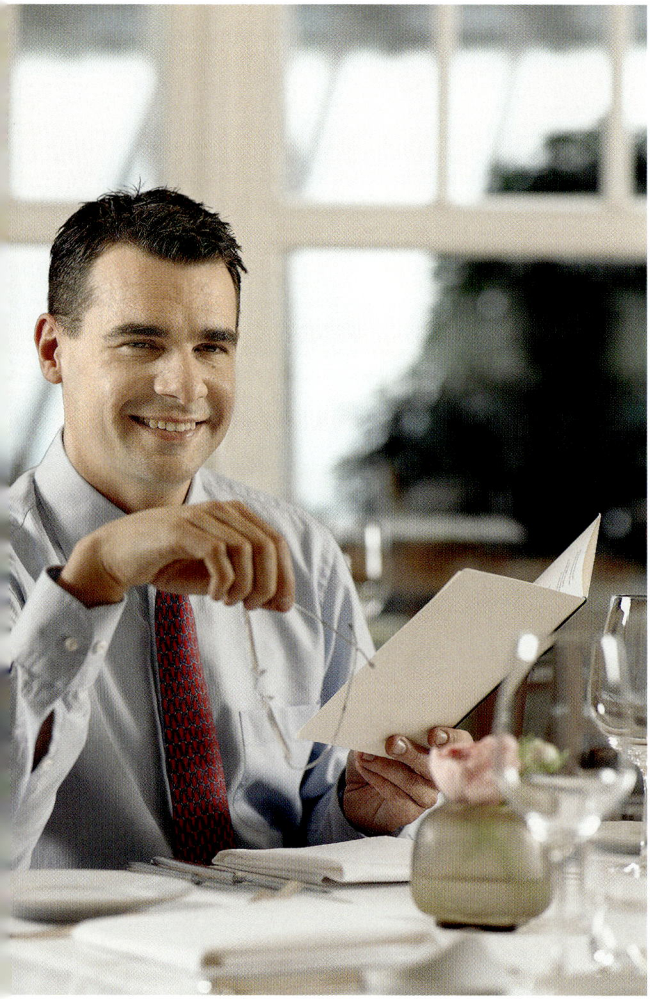

Machen Sie aus Esspausen daher wirkliche Erholungspausen für die körperliche und nervlich-mentale Fitness. Welche Bedeutung die einzelnen Tagesmahlzeiten haben und welche Schwerpunktbildung bei der Nährstoffzusammensetzung empfehlenswert ist, haben Sie bereits in Kapitel 1 erfahren.

Arbeitsessen, die beflügeln

Es ist eine alte Weisheit, dass ein übervoller Bauch nicht gern studiert: Große Nahrungsportionen belasten die Verdauungsorgane, verursachen ein hinderliches Völlegefühl, schließlich werden wir müde, wenn das Blut zur Bewältigung der Speisenmengen vom Gehirn in den Bauchraum gezogen wird. Überzeugte Anhänger und Verfechter eines gelungenen Arbeitsessens werden hierauf mit anderen als rein körperlichen Argumenten entgegnen: Essen ist mehr als Kalorien- und Nährstoffaufnahme. Es macht Freude und wirkt allein schon deswegen ausgleichend.

Der anregende und belebende Effekt des Essens bleibt nicht auf die Stimmungslage beschränkt. Die „erfrischende Wirkung" von Speisen, von der Physiologen des beginnenden 20. Jahrhunderts sprachen, bedeutet auch eine Belebung geistiger Fähigkeiten. Essen macht munter und, wenn die anderen Voraussetzungen erfüllt sind, auch „geistreich".

Ernährungsfahrpläne, die die Fitness des Körpers von innen heraus fördern, werden bisher vor allem von Spitzensportlern internationalen Ranges befolgt. Doch richtige Ernährung gibt auch dem Erfolg einer Tagung Nahrung, indem sie für Wohlbefinden rundum und optimale geistige Aufnahmebereitschaft bei den Tagungsteilnehmern sorgt. Arbeitsweise und Funktionsqualität von Gehirn und Nervensystem sind schließlich im entscheidenden Maße von einer vollwertigen und kontinuierlichen Nährstoffversorgung abhängig.

Fit durch den Tag zu kommen setzt das richtige Angebot und die bewusste Auswahl von Fitmacher-Mahlzeiten voraus. Es ist daher begrüßenswert, wenn Tagungsveranstalter kein „Belastungsprogramm" anbieten, sondern die Gäste mit köstlichen Fitmacher-Kompositionen bei Laune und fit halten. Auch Anhänger und überzeugte Verfechter eines gelungenen Arbeitsessens werden feststellen, dass oft ein kleiner Imbiss bzw. leichte Kost anregender und erfrischender wirkt als ein opulentes Mahl.

Kreativ verpflegen, erfolgreich tagen

Auch für Veranstalter von Arbeitsmeetings und Verantwortliche in Seminar- bzw. Tagungshotels ist es ein offenes Geheimnis, dass der Erfolg einer Konferenz nicht zuletzt von der Verpflegungsqualität abhängt. Statt Kaffee und Kekse werden in den Pausen immer häufiger kreative und aktivierende Snacks wie Buttermilchdrinks mit frischen Früchten, Pumpernickeltaler mit Kräuterquark, Obstsalat mit Joghurt, verschiedene frische Säfte und vieles andere mehr serviert.

Das Fitmacher-Frühstücksbuffet ist heute ohnehin in den meisten Hotels ebenso üblich wie ein Lunchbuffet zur Mittagspause. Natürlich kann nur der aus den angebotenen Gerichten richtig auswählen, wer entsprechend informiert ist und über die Bedeutung der Nährstoffe für die geistige Fitness Bescheid weiß.

Zwischen Mittag- und Abendessen ist idealerweise ein kleiner Fitmachersnack zwischengeschaltet, der um so wichtiger ist, wenn nach der geistigen Arbeit noch Sport angesagt ist. Aktive Muskeln brauchen einen entsprechenden Kohlenhydrat-Energienachschub. Im Blutzuckertief wird man sich dagegen kaum zum Sporttreiben aufraffen können. Müsliriegel, mal ein Stück Obstkuchen oder einfach eine Banane sowie eine Tasse Tee mit Honig oder ein Glas Apfelsaftschorle sind da gerade richtig – und ohne Aufwand verfügbar.

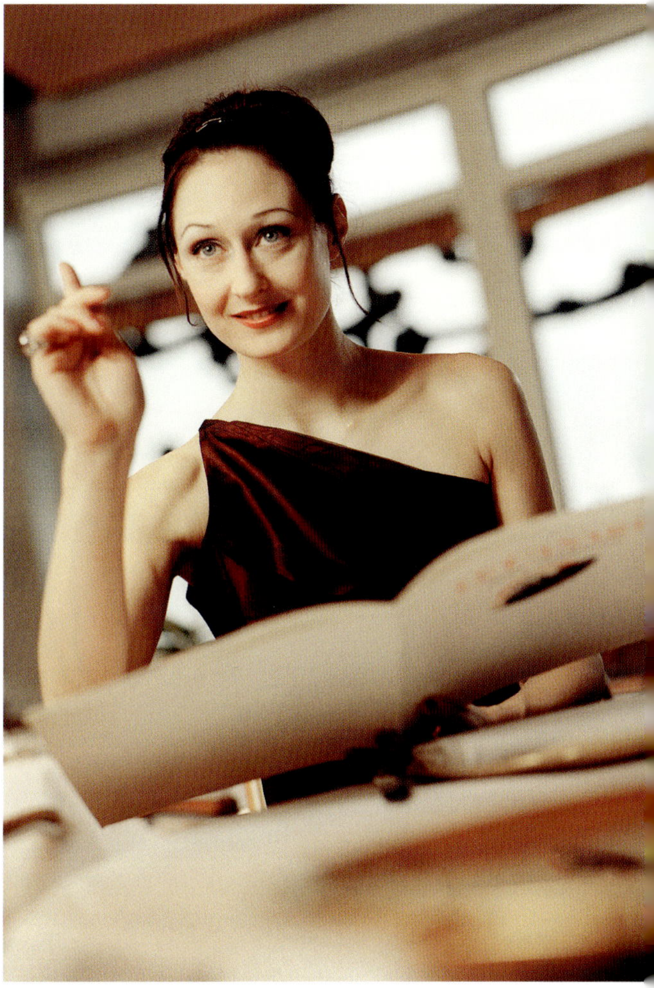

Speisekartentraining für Restaurant und Kantine

Wenn Sie häufig außer Haus essen, haben Sie es unter Umständen schwerer. Die große Lebensmittelauswahl im Supermarkt, im Fachgeschäft oder auf dem Wochenmarkt fällt weg. Umso wichtiger ist es, dass Sie in der Kantine am Arbeitsplatz oder im Restaurant um die Ecke richtig bestellen.

Mit einem Steak oder gegrilltem bzw. gedünstetem Fisch und einer großen Portion Salat sind Sie fast immer auf der sicheren Seite.

Greifen Sie auf keinen Fall zu Brot und Butter, die oft auf dem Tisch stehen. Warten Sie auf Ihre persönliche Bestellung. Besser geeignet zur Überbrückung der Wartezeit sind dagegen Gemüsestifte, z. B. Staudensellerie, Paprika, Möhren, Zucchini etc. mit einem Kräuterquarkdip.

Und noch ein Tipp: Achten Sie auf die Beilagen! Fett und ungünstige Kohlenhydrate lassen sich manchmal nur durch Austausch oder Weglassen einsparen. Wenn Sie im Restaurant das eine oder andere Gericht unserer kleinen Auswahl auf der Speisekarte entdecken, greifen Sie zu!

Empfehlenswerte Gerichte sind:

Deutsche Küche

- Salate der Jahreszeit mit Putenbruststreifen oder Käsewürfeln
- Kleines Filetsteak mit reichhaltiger Gemüseauswahl
- Pochierter Lachs mit gedünstetem Spinat

Italienische Küche

- Gemüse-Antipasti und Meeresfrüchte
- Minestrone
- Schweinekotelett vom Grill mit Kräutersoße und Mittelmeergemüse (Zucchini, Paprika, Tomaten, Auberginen)
- Saltimbocca (Kalbsschnitzel) mit Salbei, Zitronensoße und Spinatgemüse

Griechische Küche

- Griechischer Bauernsalat mit Oliven und Schafskäse
- Fleisch-Gemüse-Spieße mit Joghurtsoße
- Tsatsiki-Dip (Gurken-Joghurt) mit Gemüsestiften (Paprika, Karotte, Zucchini etc.)
- Gebackene Auberginen mit Joghurtsoße

Französische Küche

- Ratatouille mit kurz angebratenem Schweinefilet
- Gegrillter Fisch und Salat
- Gemüsesuppe mit Basilikumsoße
- Rindfleisch auf Burgunder Art mit jungen Pellkartoffeln

Asiatische Küche

- Gerichte aus dem Wok mit wenig Basmatireis
- Fondue in Brühe (Shabu Shabu)
- Gebackener Tofu
- Gemüse aus dem Bambusdämpfer
- Gedünsteter Fisch mit Gemüse

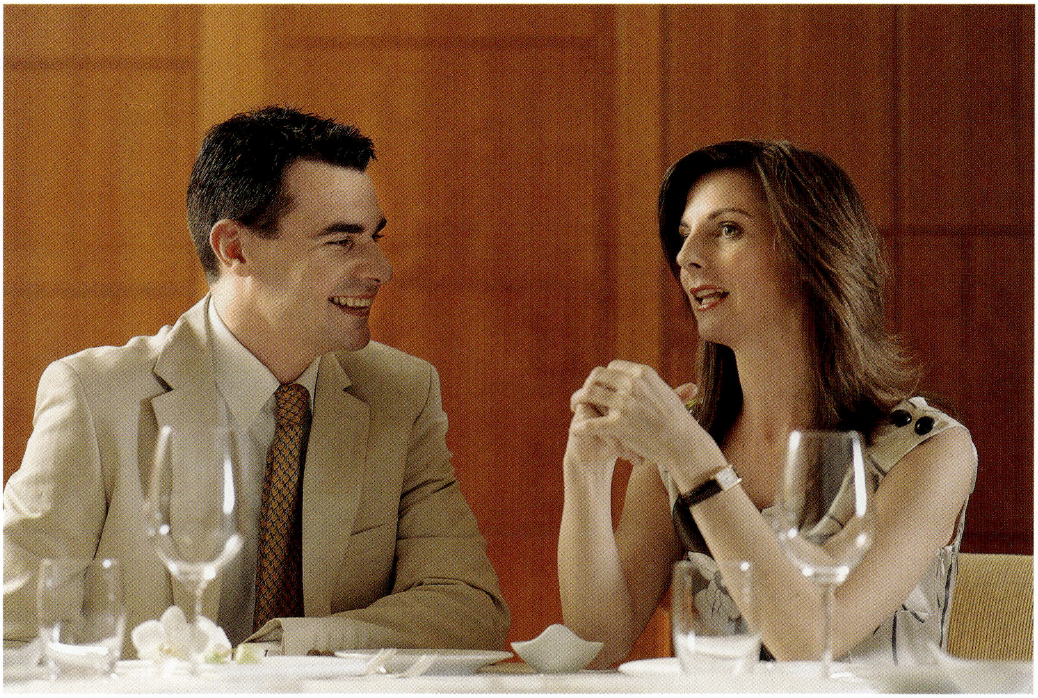

Fit bleiben trotz Geschäftsessen

Wer berufsbedingt häufig außer Haus essen muss, kann dennoch statt zu einem Belastungsprogramm zum richtigen Genuss kommen. Hier kommt die Lösung des Problems für unterschiedliche Situationen.

Im Restaurant:

Für die Alltagsesser auswärts – das gesunde Geschäftsessen – empfehlen sich ganz besonders italienische oder japanische Lokale. Deren Speisen entsprechen ziemlich genau den Prinzipien der modernen Ernährungswissenschaft. Nicht nur um eine gute Figur zu behalten, sondern um darüber hinaus Herz-Kreislauf-Probleme von vornherein zu vermeiden.

- Beim Italiener (eingeschränkt auch in Pizzerien) steht meist eine große Auswahl an Fitmachern bereit: Gemüsevorspeisen, Gemüsebeilagen, Obst, Salate, angemacht mit Olivenöl, dessen hoher Anteil an einfach ungesättigten Fettsäuren den Cholesterinspiegel senkt. Aber: Nudeln nur mit Gemüse- und ohne fette Sahnesoßen. Dafür beim Fleisch Kurzgebratenes oder leichte Fischgerichte. Und Fisch sollte aufgrund seines hohen Gehalts an Spurenelementen und Mineralstoffen sowieso zweimal pro Woche auf dem Speiseplan stehen.
- Dasselbe lässt sich auch beim Japaner variantenreich realisieren: Die exotische Gesundküche – auch in ihrer euroasiatischen Variante – kombiniert Fisch mit Gemüse und Reis. Beispielsweise als Sushi – kleine Snacks, die in Japan belegte Brötchen ersetzen. Und: Keine andere Kochkultur verwendet so wenig Fett wie diese. Am besten schmeckt dazu Mineralwasser oder grüner Tee.
- In deutschen Lokalen: Üppige Braten mit gebundenen Soßen unbedingt vermeiden. Schwerpunkte legen auf Geflügel, Fisch, Filetfleisch mit Salat, Gemüse, gekochte Kartoffeln statt Pommes frites. Leichte Busi-

nessmenüs statt üppigen Tellergerichten. Eine anspruchsvolle Küche kann am besten dem Wunsch nach Genuss und Gesundheit beim Essen Rechnung tragen.

Beim Festessen:

Wer öfter zu offiziellen Veranstaltungen muss, dem bleibt häufig gar keine andere Wahl: Er sitzt vor einem Festmenü, dessen Opulenz alle vorherigen Schlankheitsanstrengungen zunichte macht. Mit einigen Tricks lassen sich solche Kalorienbomben jedoch entschärfen:

- Vor der Mahlzeit und dem Genuss von Alkohol ein Glas Wasser trinken. Nimmt Hunger und Durst.
- Immer wieder zwischendurch Wasser trinken – drosselt den Weinkonsum.
- Aperitifs und Digestifs meiden, denn Hochprozentiges hat nicht nur erschreckend viele Kalorien, sondern bremst darüber hinaus – wie jede Form von Alkohol – die Fettverbrennung.
- Auf Brot und Butter zur Überbrückung der Wartezeit vor dem Essen verzichten. Wesentlich besser: rohes, in handliche Stifte geschnittenes Gemüse wie Karotten, Zucchini, Gurken oder Sellerie mit Kräuterquarkdip. Fortschrittliche Veranstalter sind bereits dazu übergegangen, ihren Festgästen derartige Pausenfüller zu servieren.
- Gänge, auf die man eigentlich gar keine Lust hat, ausfallen lassen oder sich nur eine halbe Portion geben lassen.

Ist das Festessen dennoch zu üppig geraten oder haben sich Feiern gehäuft, dann lässt sich der Körper durch ein Kurzfastenprogramm ohne viel Aufwand auf sein Normalgewicht einpendeln: Einfach mal einen Tag nur Obst essen oder Saft trinken.

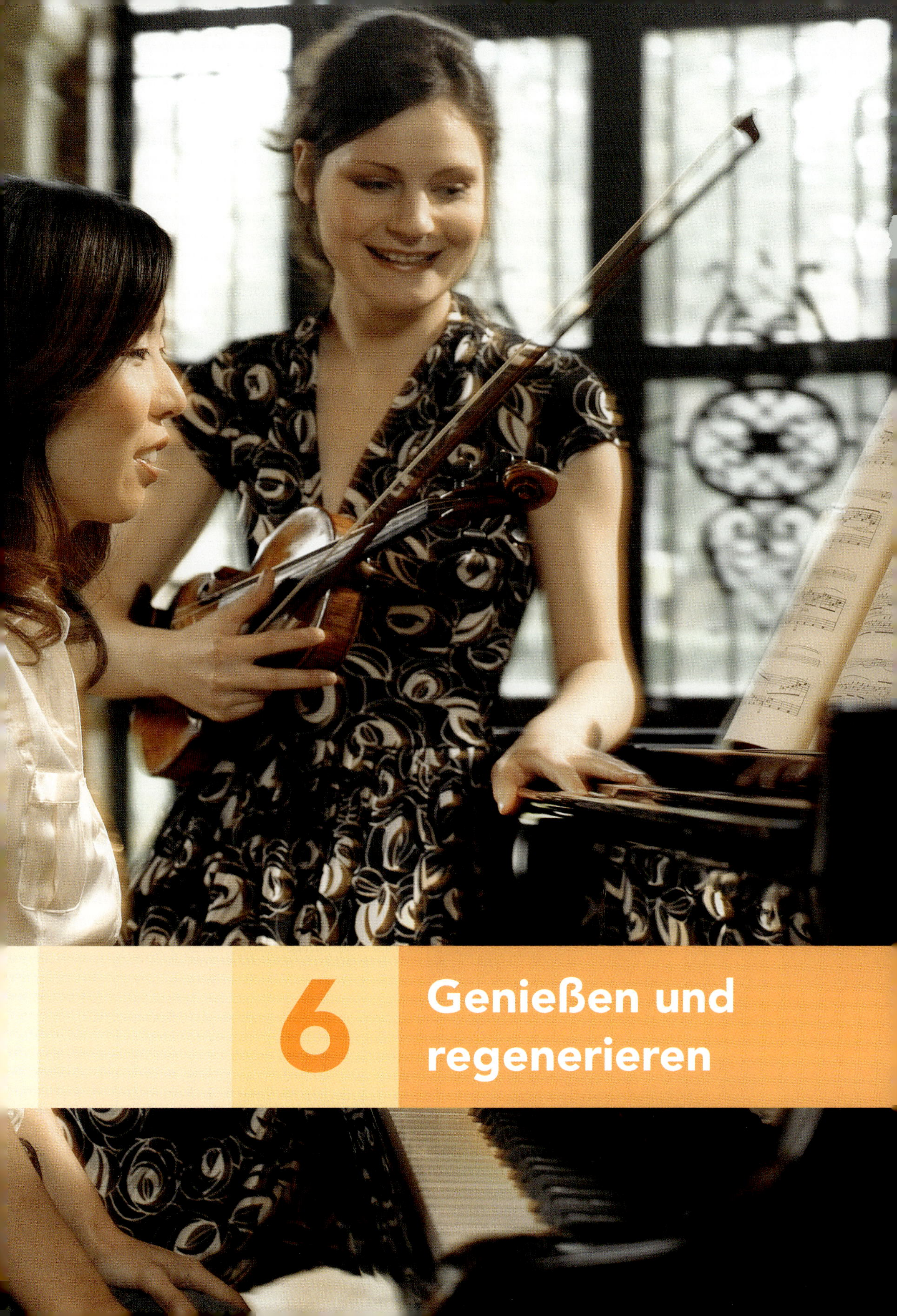

6 Genießen und regenerieren

Vom Segen der Pause

Ob man allein isst oder in Gemeinschaft, zu Hause, im Restaurant oder in der Kantine: In jedem Fall soll das Essen eine Ruhepause zum Durchatmen, Erholen und Regenerieren sein. Hektik und Stress der Arbeit werden unterbrochen. Das Klingeln der Telefone schweigt. Es ist schwer, sich vom eben noch herrschenden Arbeitstempo zu befreien und zur Ruhe zu kommen. In klösterlichen Gemeinschaften wird der Arbeitstag sehr bewusst durch die Horen, die Gebetszeiten, unterbrochen und rhythmisiert. Das früher verbreitete Tischgebet erleichterte es, die Arbeit für eine Weile auch innerlich loszulassen. Ein Moment der Stille vor dem Essen könnte helfen, sich bewusst und dankbar auf Atemholen, „Entschleunigung“ und den Genuss des Essens in Ruhe einzustellen.

Langsames Essen ohne Hast, gründliches Kauen – nicht ganz einfach, wenn man eben noch sehr schnell arbeiten, Entscheidungen treffen, sich auf Menschen, Gespräche, Verhandlungen einstellen musste! – lässt uns die Speisen richtig auskosten und erhöht Genuss und Bekömmlichkeit der Mahlzeit und damit den Erholungswert der Pause. Beim gemeinsamen Essen belastet schnelles, womöglich gieriges „Hineinschaufeln“ der Speisen Kommunikation und Stimmung. Wie überall gilt es andere Menschen im Blick zu haben und sich rücksichtsvoll zu verhalten.

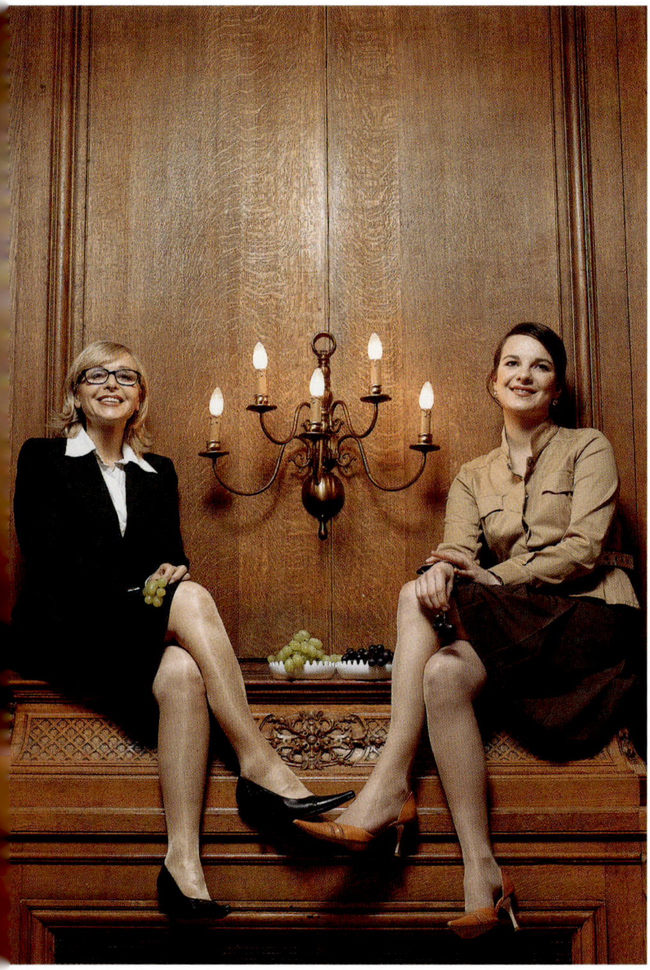

Genießen mit allen Sinnen

Äußere Bedingungen können hilfreich sein für eine gute Atmosphäre. Auch wer allein zu Hause isst, sollte dies nicht „nebenbei“ tun, sondern sich das Essen als Pause angenehm und schön gestalten. Eine Kerze, frische Blumen auf dem Tisch, das liebevolle Anrichten einer Mahlzeit kosten kaum zusätzliche Zeit, trägt aber zum Wohlfühlen ebenso bei wie vielleicht die Lieblingsmusik.

Im Restaurant oder in der Kantine wird man in Bezug auf das Ambiente nie jeden Geschmack treffen können. Wichtig ist aber, neben selbstverständlich peinlicher Sauberkeit, dass die Umgebung „stimmig“ ist, dass Raumgestaltung und Farben, Vorhänge, Mobiliar, Lampen farblich miteinander harmonieren und stilistisch zueinander passen. Zwischen den Extremen „schrill“ und eintönig-langweilig gibt es unbegrenzte Möglichkeiten für ein fantasievoll, individuell und ansprechend gestaltetes Ambiente.

Das Licht darf weder grell noch zu „schummrig“ sein, Raumtemperatur und Luftfeuchtigkeit müssen angenehm sein, die Klimaanlage soll unmerklich arbeiten. Zugluft stört Ruhe und Gemütlichkeit. Der Gast soll den Duft der Speisen, der Kräuter und Gewürze auf seinem Teller genießen, aber nicht durch Küchengerüche belästigt werden.

Ein „stimmiges" Ambiente kann sich aber auch sehr anders darstellen: Wenn ich bei einem Fischer am Meer an einem roh gezimmerten Tisch einen frisch gefangenen und eben zubereiteten Fisch genieße, können Bratgeruch und Knoblauchschwaden aus der „Küche" durchaus dazugehören!

Das Auge isst mit

Das gilt nicht nur für das Anrichten der Speisen, sondern auch für die Tischdekoration. Sie soll das Auge erfreuen und damit auch die Stimmung positiv beeinflussen, aber nicht den Tisch „überwuchern" oder den Blickkontakt mit dem Gegenüber behindern. Zum Geschirr passende bunte Bänder und farblich abgestimmte Kerzen und Servietten, farbige Glaskugeln, frische Blumen und Blüten im Frühjahr und Sommer, Früchte, Nüsse, Hagebutten im Herbst, Tannenzweige und Zapfen in der Weihnachtszeit, bunte Eier und Weidenkätzchen zu Ostern – die Möglichkeiten sind unerschöpflich. Auch themenbezogene Dekoration ist möglich – maritim mit Muscheln, Seesternen und Kieseln, national in Landesfarben. Der Fantasie sind keine Grenzen gesetzt.

Auch die Anordnung der Tische und Stühle ist wichtig. Kleine Tische begünstigen eher persönliche, private Gespräche, während ein Arbeitsessen oder ein Gedankenaustausch im Rahmen eines Seminars oder Kongresses größere runde oder lange Tische erfordert.

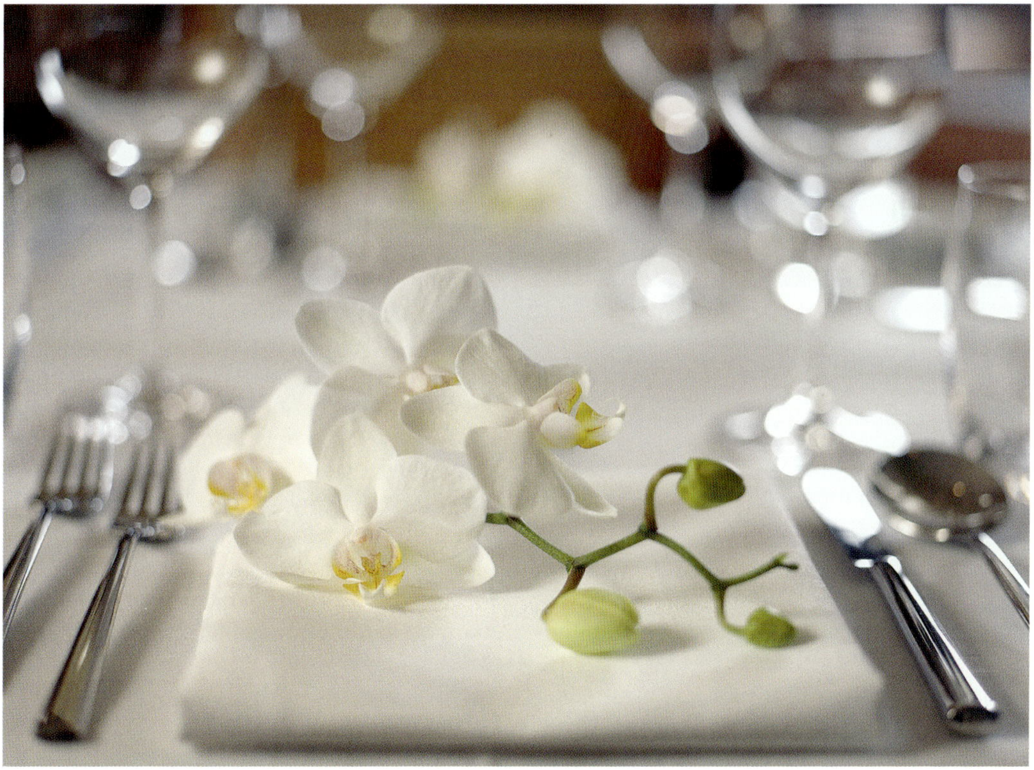

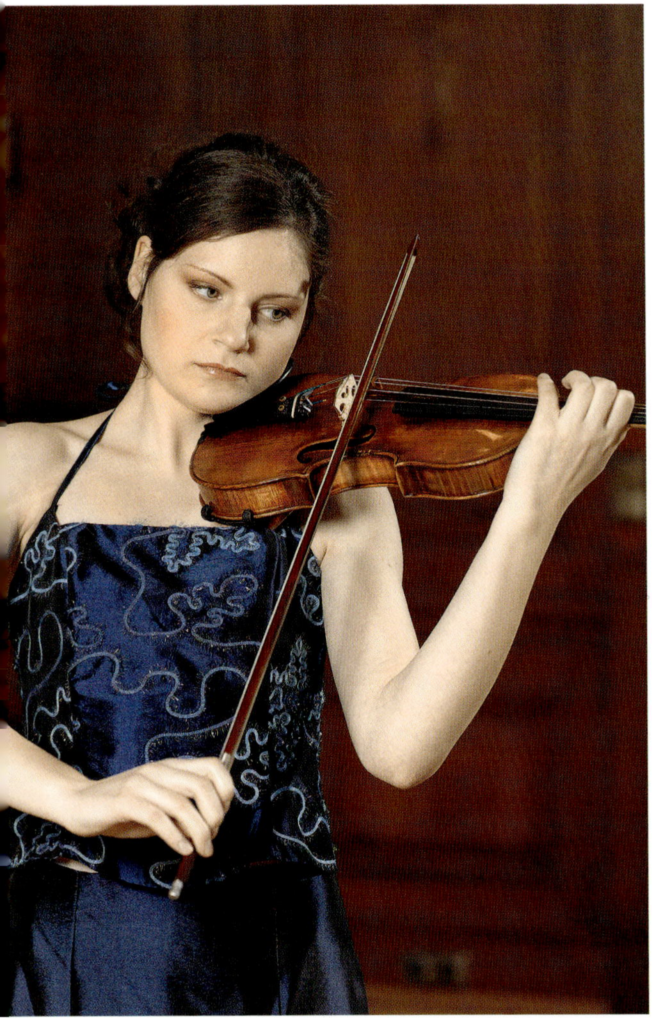

Wichtig für eine angenehme Atmosphäre beim Essen sind also:

- die Größe des Raumes und die Gestaltung der Decken und Wände,
- die Anordnung der Tische und Stühle sowie das Mobilar selbst,
- die Tischdekoration wie Blumen, Geschirr, Besteck, Servietten,
- die Beleuchtung (kein kaltes Neonlicht, Kerzenschein),
- die klimatische Atmosphäre (angenehme Raumtemperatur, genügend Feuchtigkeit, keine Zugluft, frische Luft).

Die akustische Raumgestaltung

Die akustische Raumgestaltung als „Sound Design“ trägt erheblich zur Prägung einer angenehmen, entspannenden Atmosphäre bei. Bei Hintergrundmusik vom Tonband ist auf Auswahl, Lautstärke und Akustik zu achten. Die Anordnung der Lautsprecher sollte eine gleichmäßige, unaufdringliche Beschallung ermöglichen. Hintergrundmusik soll Gespräche dezent „abdecken“ und immer so leise sein, dass man nicht lauter sprechen muss als ohne Musik, denn dadurch würde sich der gesamte Geräuschpegel im Raum erhöhen.

Es ist unmöglich, den Musikgeschmack jedes Gastes zu treffen. Als Grundregeln könnten aber gelten, dass die Musik nicht primitiv sein oder klassische Stücke „verhunzen“ darf, z. B. durch Unterlegung einer aufdringlichen, penetranten Rhythmusbegleitung. Die Integrität musikalischer Werke darf nicht gefährdet werden. Das würde einem „Genuss mit allen Sinnen“, wie wir ihn intendieren, zuwider laufen.

Außerdem gilt für Hintergrundmusik beim Essen, dass Streicher- und Holzbläserklänge in mittleren Tonlagen scharfen Blechbläserklängen und extremen Tonhöhe vorzuziehen sind. Bigbandklänge sind geeignet, sofern stimmungsvolle Titel und ein runder Sound mit hohem Verschmelzungsgrad (z. B. Glenn Miller) gewählt werden. Textgebundene Musik ist weniger empfehlenswert als Summchöre, die Atmosphäre schaffen; es sei denn, dass die Stücke einen hohen Assoziationswert haben. So können etwa französische Chansons die Atmosphäre französischer Gastlichkeit oder einen Hauch von Paris herbeizaubern und die Stimmung beim Essen positiv beeinflussen.

Besonders für intellektuell geforderte Kopfarbeiter und für gestresste Manager wirkt „kuschelige“, vollklingende Musik mit rundem Sound wohltuend entspannend, entkrampfend und zugleich anregend und stimulierend. Beste Erfahrungen ergeben sich mit swingender Musik, sowohl mit entsprechenden Stücken von Bach oder mit klassischem Jazz vom Dixieland bis zum Swing (Benny Goodman, Count Basie, Ray Conniff u. a.) und Modern Jazz (Modern Jazz Quartet, Michael-Naura-Quartett, Dave-Brubeck-Ensemble).

Überhaupt führt das Phänomen Swing zu schneller und nachhaltiger Entspannung und ganzheitlichem Wohlbefinden, denn es besteht aus der Überlagerung mehrerer Schwingungsvorgänge in unserem Körpergefühl, die einen beglückenden Zustand beschwingter Lockerheit und motivierender Heiterkeit von Körper, Geist und Seele herbeiführen, die Psyche positiv beeinflussen und damit auch die Bekömmlichkeit der Speisen beträchtlich verbessern.

Sehr schön ist es, wenn Architektur und Musik derselben Epoche entstammen: Barockmusik in barocken Räumen; Swing zur Architektur der dreißiger Jahre (zu Live-Musik zu festlichem Essen siehe S. 118).

Wahrnehmen mit allen Sinnen

Zu den kulinarischen Highlights gehören nicht nur die ästhetisch ansprechend angerichteten Speisen und Getränke selbst, sondern wesentlich auch die Bedingungen, unter denen sie genossen werden. Zeitliche und räumliche Faktoren, Atmosphäre, Situation, Gruppendynamik und Kommunikation sollen als Gesamtkunstwerk gestaltet werden, das ganzheitlich erlebt wird.

Die beste und kunstvollste Präsentation delikater Speisen und Getränke nützt nichts, wenn der Gast nicht gelernt hat zu genießen, das kulinarische Angebot mit allen Sinnen wahrzunehmen und intensiv zu erleben. Voraussetzungen dafür sind sinnliche und geistige Aufnahmebereitschaft und differenzierte sensorische Sensibilität. Nicht nur Zunge und Nase sollen genießen, sondern auch Auge und Ohr, ja sogar die Haut (wenn wir mit Freude den edlen Stoff einer Serviette berühren oder schön geformtes Besteck in den Händen halten).

Differenzierung und Sensibilisierung der Wahrnehmung auf allen Gebieten sollte Gegenstand schulischer und außerschulischer Erziehung und Bildung sein. Ein differenziertes Wahrnehmungsvermögen hilft uns nicht nur, auf Menschen aufgeschlossener und sensibler einzugehen, sondern es ist auch die Grundlage für die Einschätzung und Beurteilung aller sozialen und politischen Gegebenheiten und damit für verantwortliches Handeln im privaten, beruflichen und politischen Bereich. Verfeinerung der Wahrnehmung bewirkt gesteigerte Kompetenz ebenso wie erhöhten Lebensgenuss; Lebensfreude verbessert die Lebensqualität und gehört zur Lebenskunst.

Wir alle wollen erfolgreiche Lebenskünstler werden und unser Leben „nach allen Regeln der Kunst“ mit Liebe und Lust gestalten. Das reicht vom bewussten und dankbaren Genuss des Essens bis hin zur Zeit- und Lebensgestaltung. Ein griffiges Konzept hierzu haben Helge Adolphsen und Hermann Rauhe als Grundlage für die Philosophie der gemeinnützigen Einrichtung New Generation entwickelt und im Buch „Lob des Lebens“ ausführlich und konkret dargestellt. Die kulinarische Dimension ist – wie in diesem Buch beschrieben – bedeutend für eine sinnerfüllte Lebensgestaltung: „Um die kulinarischen Sinne anzusprechen, werden Konzerte immer häufiger verbunden mit einem zwanglosen Beisammensein, mit Essen und Trinken. Das fördert die Kommunikation. So werden Eindrücke und Erfahrungen mit Musik ausgetauscht, das Erlebnis vertieft, Begegnungen ermöglicht.“

Die kulinarische Inszenierung mit Musik

Essen als gestaltete Zeit

Alles oben geschilderte Erleben geschieht in der Zeit, die im besten Sinn erfüllt sein soll. Dies ist ein wesentliches Ziel sinnerfüllter Lebensgestaltung, die in Raum und Zeit erfolgt. Deshalb geht es bei der kulinarischen Inszenierung auch um Raum- und Zeitgestaltung.

Musik ist gestaltete Zeit, Bewegung ebenfalls: Sie verbindet Raum und Zeit miteinander. So gehört zur kulinarischen Inszenierung auch die gleichsam choreographische Präsentation von Speisen. Das erleben wir manchmal beim Dessert, wenn die Köche die brennende Eisbombe hereintragen.

Tafelmusik

An den Fürstenhöfen wie auch in wohlhabenden und gebildeten Bürgerkreisen gehörte zum

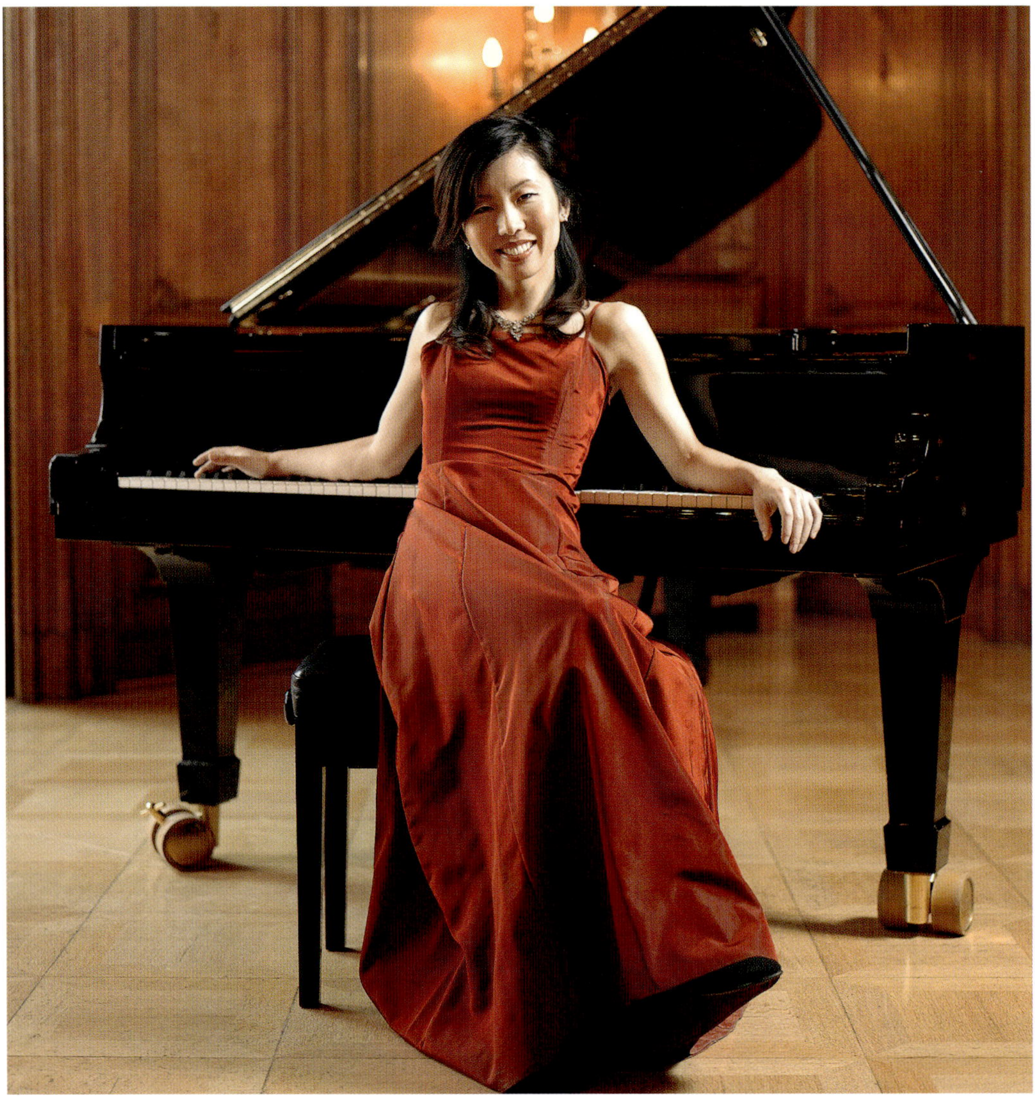

festlichen Essen Tafelmusik, die oft für einen bestimmten Anlass neu komponiert wurde. So schrieb Georg Philipp Telemann Tafelmusiken u. a. für das alljährlich vom Hamburger Senat für die „befreundeten Mächte“ veranstaltete Matthiaemahl, das älteste Gastmahl der Welt.

Auch viele Kompositionen Haydns und Mozarts dienten der Verschönerung fürstlicher Festmähler. Sie gaben Zeugnis vom Musikgeschmack des Auftraggebers oder Dienstherrn, seiner Kultiviertheit, Bildung und seinem Reichtum. Sie gehörten zum festlichen Rahmen, erfreuten sicher auch die Hörer, aber sie standen nicht im Mittelpunkt ungeteilter Aufmerksamkeit. Wie einfallsreich und kunstvoll sie waren, konnte wahrscheinlich kaum gewürdigt werden und damit entging den Gästen ein erheblicher musikalischer Genuss.

Wie eng musikalische und kulinarische Ausgestaltung eines Festmahls beieinander lagen, zeigt sich darin, dass die Verantwortung für beide Bereiche oft in einer Hand lag.

Heute haben wir uns an die allgegenwärtige „funktionelle“ Musik im Hintergrund so gewöhnt, dass wir sie oft kaum noch wahrnehmen. Als „Klangtapete“ gehört sie zum akustischen Raumdesign. Ein solcher passiver, unbewusster Musikkonsum ist jedoch anspruchsvoller Musik nicht angemessen und widerspricht auch dem Genuss mit allen Sinnen, der eine bewusste Aufnahme voraussetzt. Schöne Musik kann „auf der Zunge zergehen“! Musik sollte bewusst gehört werden, denn nur dann kann sie sich erschließen und die Hörer bereichern, erfreuen, erheben oder erschüttern.

So betrachtet ist es konsequent, Musik nicht während des Essens, sondern zwischen den einzelnen Gängen zu Gehör zu bringen und ihr wirklich zuzuhören.

Die Wirkung der Musik beim Essen

Musik

- bringt die Muskeln in Bewegung, motiviert, fördert den Antrieb,
- schafft Kontakt, Beziehungen, Partnerschaften,
- öffnet Herzen und schafft Sympathien,

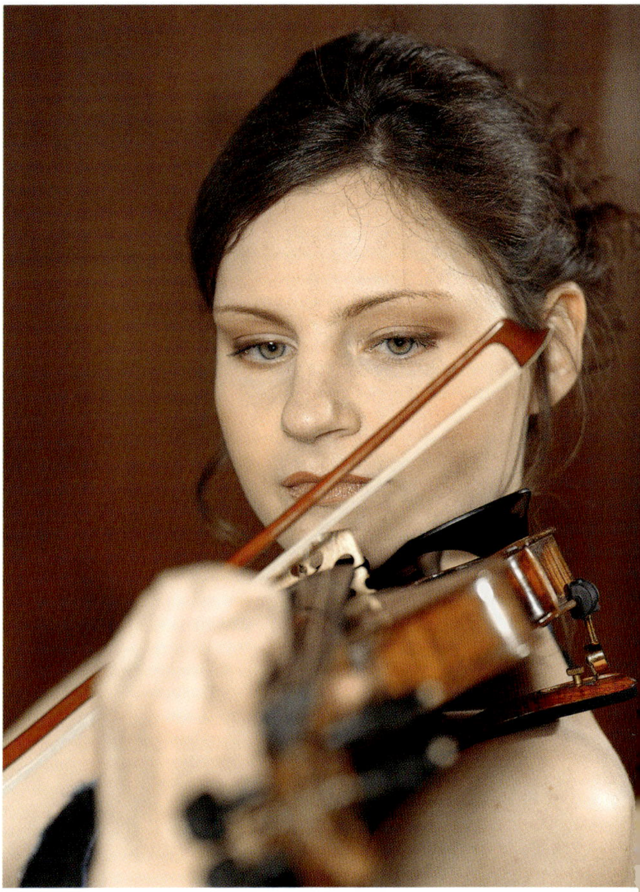

- vertieft und intensiviert kulinarische Genüsse und Erlebnisse,
- harmonisiert Körper, Geist und Seele und entspannt,
- hilft Beklemmungen, Verkrampfungen, Hemmungen zu überwinden und locker, entspannt, fröhlich und zuversichtlich zu werden,
- vermindert Anspannung, Hektik und Stress, fördert Muße und meditative Besinnung.

Wer vor und nach dem Essen oder beim Essen Musik hört, genießt die Speisen und Getränke intensiver und fördert nicht nur die Verdauung, sondern auch die positive, fitmachende, motivierende und stressabbauende Wirkung des Essens.

Als ein Beispiel sei die Hamburger „Alstertafel" genannt: Sie verbindet seit Jahren ein festliches Essen mit Vorträgen aus verschiedenen Wissensgebieten, die zwischen den einzelnen Gängen gehalten und später meist lebhaft diskutiert werden, oder mit künstlerischen Darbietungen.

Ebenso haben Professoren und Studierende der Opernklasse der Hamburger Musikhochschule zu besonderen Anlässen musikalisch-kulinarische Inszenierungen gestaltet, und wir haben hin und wieder mit Studierenden bei kulturell-kulinarischen Menüs mitgewirkt, so etwa bei „Klassik-Menüs". Hier wurde z. B. nach Rezepten von Rossini gekocht, und zwischen den Gängen wurden Arien aus seinen Opern vorgetragen und kommentiert. Es gibt – nicht nur bei Rossini – viele Bühnenszenen, die als kulinarische Inszenierungen gestaltet und erlebt werden können.

Der Genuss der Speisen und der Musik verstärken sich gegenseitig. Gleichzeitig trägt die psychosomatische Wirkung der Musik zur Bekömmlichkeit des Essens bei. Dadurch wird auch der Erlebniswert einer solchen musikalisch-kulinarisch inszenierten Veranstaltung gesteigert.

In Amerika gibt es Restaurants, in denen Gesangsstudierende die Gäste bedienen und zur rechten Zeit, im richtigen Augenblick überraschend zu singen beginnen und die Gäste mit unerwarteten musikalischen Darbietungen erfreuen und erheitern.

„Singing Service" wäre eine hervorragende Möglichkeit, Musikstudierenden im Sinne praxisbezogener Ausbildung Auftritte zu verschaffen und gleichzeitig bestimmten Restaurants und Veranstaltungen eine originelle Note zu verleihen.

Vom Singen

Singen ist gesund und macht fröhlich

Die tiefere Atmung beim Singen fördert die Versorgung des Gehirns mit Sauerstoff. Durch das beruhigende Singen werden die Verdauungsvorgänge angeregt: Die Blutgefäße werden erweitert, so dass die Magenwand vermehrt durchblutet und die Drüsenfunktion aktiviert wird. Die Magenmuskulatur wird sowohl entkrampft als auch angeregt, um den Nahrungstransport durch ihre wellenartigen rhythmischen Bewegungen voranzutreiben und so die Verdauung zu fördern. Durch vertiefte Zwerchfellatmung beim Singen massieren wir zusätzlich Magen und Darm, intensivieren die Magen-Darm-Peristaltik, was ebenfalls der Verdauung zugute kommt. Auch ist es möglich, durch gezieltes Summen auf dem Vokal u die Entkrampfung und Durchblutung des Bauchbereichs anzuregen.

Die medizinische Forschung erbrachte den Nachweis, dass Singen und Musizieren zur vermehrten Ausschüttung der Endorphine, der „Glückshormone" führen kann. So stärkt Singen Lebensfreude und Lebensqualität. Es hellt die Stimmungslage auf, macht fröhlich und öffnet das Herz. Ein Beispiel hierfür: Bei einer kontroversen Fachdiskussion von Journalisten und Medienvertretern am Rande einer Sitzung unterbrach der Gastgeber spontan und stimmte einen Kanon an. Nach anfänglichem Zögern sangen alle begeistert mit, fühlten sich befreit und entwickelten im gemeinschaftlichen Singen ein fröhliches Gefühl der Verbundenheit und menschlichen Nähe. Erfrischt wurde die Arbeit fortgesetzt.

Singen baut Brücken und schafft Frieden

Gemeinsames Singen und Musizieren verbindet – wie gemeinsames Essen – auch über nationale und politische Gegensätze hinweg. Diese Erfahrung bestätigt der Intendant des Schleswig-Holstein Musik Festivals (SHMF) und Chef der Klangkörper des NDR, Rolf Beck: In der von ihm gegründeten Chorakademie des Festivals singen junge Menschen aus vielen verschiedenen Ländern, zwischen denen z. T. politische Spannungen herrschen. Durch das gemeinsame Singen und Erarbeiten eines Musikwerkes werden Konflikte und trennende Auffassungen im Dienst eines gemeinsamen Ziels überwunden. Die Mitglieder gewinnen eine menschliche Nähe und wechselseitige Aufgeschlossenheit, die durch noch so intensive Diskussionen und verbale Erörterungen nicht zu erreichen wäre.

Entsprechendes gilt auch für das SHMF-Orchester, wie die Gründer Leonard Bernstein und Christoph Eschenbach immer wieder betonten, ebenso wie für Justus Frantz' Philharmonie der Nationen. In ganz besonderem Maße nutzt Daniel Barenboim die versöhnende, Frieden stiftende Kraft der Musik in seinem Orchester West-Östlicher Divan, in dem neben Angehörigen anderer Nationen junge Musikerinnen und Musiker aus Israel und Palästina miteinander musizieren.

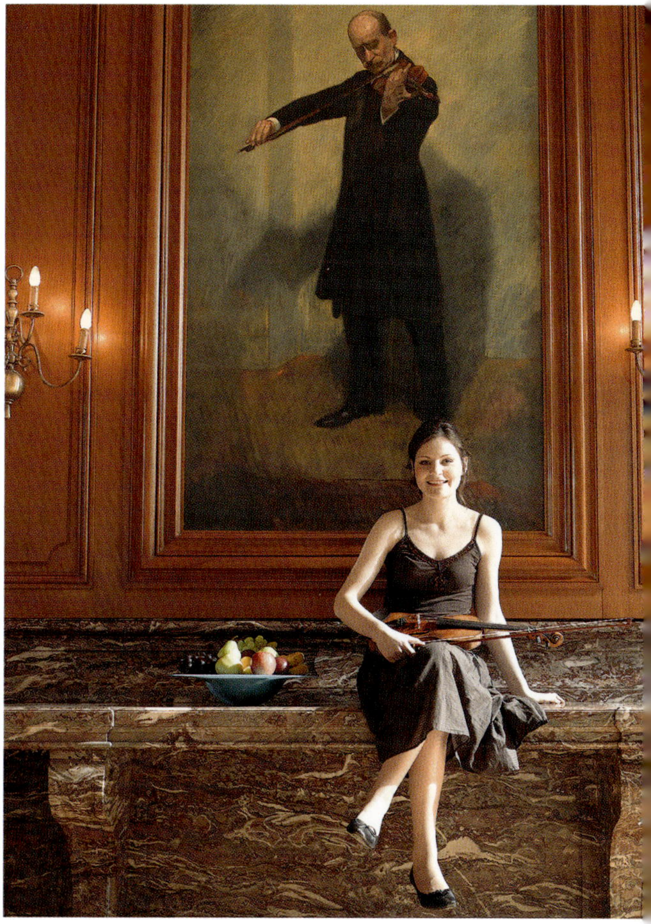

Ganzheitlich genießen mit Singen

Singen fördert Kontakt und Kommunikation, lässt ein intensives Gemeinschaftsgefühl entstehen und befreit so aus der Vereinzelung. Über gegensätzliche Meinungen und kontroverse Diskussionen hinweg schafft Singen ein Gefühl der Verbundenheit.

Singen trägt wesentlich zum ganzheitlichen Genießen bei. Menschen, die gemeinsam essen, sollten sich trauen, gemeinsam zu singen und das Essen mit einem Lied oder Kanon beginnen, am besten im Stehen und evtl. im Zusammenhang mit leichter schwingender Bewegung.

Yehudi Menuhin sagt über das Singen: „Singen ist die eigentliche Muttersprache aller Menschen [...], in der wir ungeteilt da sind und uns ganz mitteilen können – mit all unseren Erfahrungen, Empfindungen und Hoffnungen [...]. Das Singen macht [...] die direkte Verständigung der Herzen über alle kulturellen Grenzen hinweg möglich."

Deshalb engagierte sich Menuhin als Schirmherr des Internationalen Netzwerks „Il Canto del mondo", das Karl Adamek und Hermann Rauhe im Sommer 1999 gründeten, für die Förderung der Alltagskultur des Singens in allen Generationen. Singen sollte das menschliche Miteinander in allen Lebensbezügen begleiten und befruchten.

Move Your Body

Nach dem Essen sollst du ruhn oder 1000 Schritte tun

Bewegung spielt nicht nur für die Verdauung eine wichtige Rolle, sondern auch für die Entspannung nach langem Sitzen und für die Gehirntätigkeit. Darum ist ein Buffet einem Serviceteam-Essen vorzuziehen. Außerdem ermöglicht das Buffet mehr Kommunikation mit wechselnden Gesprächspartnern. Selbst wenn nur eine halbe Stunde für die Pause zur Verfügung steht, führen lebendige, interessante Gespräche beim Essen zur Entspannung, Erhöhung der Motivation und Sensibilität bei der folgenden Arbeit, die dadurch leichter, kreativer und ergebnisreicher wird.

Wichtig ist vor allem die Intensivierung der Wahrnehmung, insbesondere des aktiven Zuhörens. Auch das „Wahrnehmen mit allen Sinnen", wie es im folgenden Abschnitt beschrieben wird, trägt hierzu wesentlich bei.

Die Veranstalter von Tagungen und Seminaren sollten die Mittagspause so reichlich bemessen, dass ein Spaziergang nach dem Essen möglich ist. Zu den Vorzügen von Bewegung und Gesprächen kommt dann noch die Versorgung des Gehirns mit frischem Sauerstoff. Eine gut genutzte, erfrischende Pause ist für den Fortgang der Arbeit motivierender und fruchtbarer als ein bis zur letzten Minute ausgefülltes Arbeitsprogramm.

Bewegung belebt

Wie wichtig Bewegung zur Gestaltung erfrischender und schöpferischer Pausen ist, wurde bereits mehrfach betont. Bei festlichen Essen beschränkt sich die Bewegung meist auf den „Einzug der Gäste" und eventuell den Gang zum Buffet. Dass auch dieser „choreographisch" gestaltet und durch gezielte Anregungen zur Bewegung aufgelockert werden kann, ist sicher nur in seltenen Fällen möglich, eher im Rahmen von Seminaren und Kongressen.

Zeit und Raum durch Bewegung zu gestalten, am besten unter Einbeziehung von Musik, ist in jedem Fall animierend und inspirierend (und in Verbindung mit einer Mahlzeit besonders gesund!).

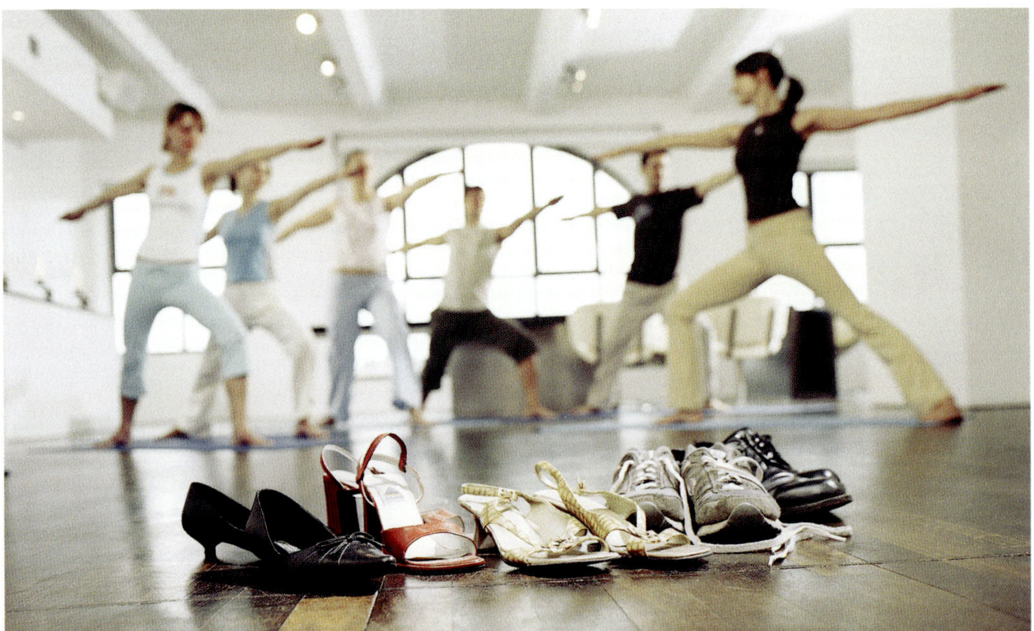

Die schönste Möglichkeit, Zeit und Raum durch Bewegung zur Musik zu gestalten, ist der Tanz. Darum ist es sehr wünschenswert, dass nach einem festlichen Essen getanzt wird. Für die Musik gilt, dass sie stilistisch auf die Tanzenden zugeschnitten sein muss, wobei vor allem das Alter eine Rolle spielt. Die Lautstärke muss zwar höher sein als die der Hintergrundmusik beim Essen, darf aber nie Gespräche erschweren oder gar verhindern. Live-Musik ist der durch den Discjockey technisch vermittelten Musik vorzuziehen, schafft eine persönlichere und lebendigere Atmosphäre.

Kommunikativ, motivierend und entspannend sind die Standardtänze Foxtrott, Tango, Rumba, Langsamer und Wiener Walzer. Sie ermöglichen Gespräche beim Tanzen und schaffen menschliche Nähe.

Bewegung macht schlau

Bewegung ist nicht nur für Herz und Kreislauf gut, sondern verbessert auch die intellektuellen Fähigkeiten und die Stimmung. Viele Menschen können entspannter und konzentrierter arbeiten, wenn sie regelmäßig Sport treiben – und nach dem Training hat man oft bessere Ideen.

Die Gehirnzellen sind von einem Netz feinster Blutgefäße durchzogen – gewissermaßen als Lieferservice für Sauerstoff und Nährstoffe zu unserer Schaltzentrale. Die durch Sport bedingten neuen Verschaltungen im Gehirn können sich durchaus auch auf höhere geistige Fähigkeiten wie Kreativität auswirken.

Das bringt Sport dem Gehirn:

- Steigerung der Durchblutung und dadurch verbesserte Sauerstoff- und Nährstoffversorgung,
- Neuverknüpfungen von Gehirnschaltungen,
- bessere Verfügbarkeit von Aminosäuren-Vorstufen für die Neurotransmittersynthesen im Gehirn,
- Schaffung der Stimmungsvoraussetzungen für effektives Lernen und kreatives Denken über die „Antistress- und Gute-Laune-Stoffe“ Serotonin, Dopamin und Noradrenalin.

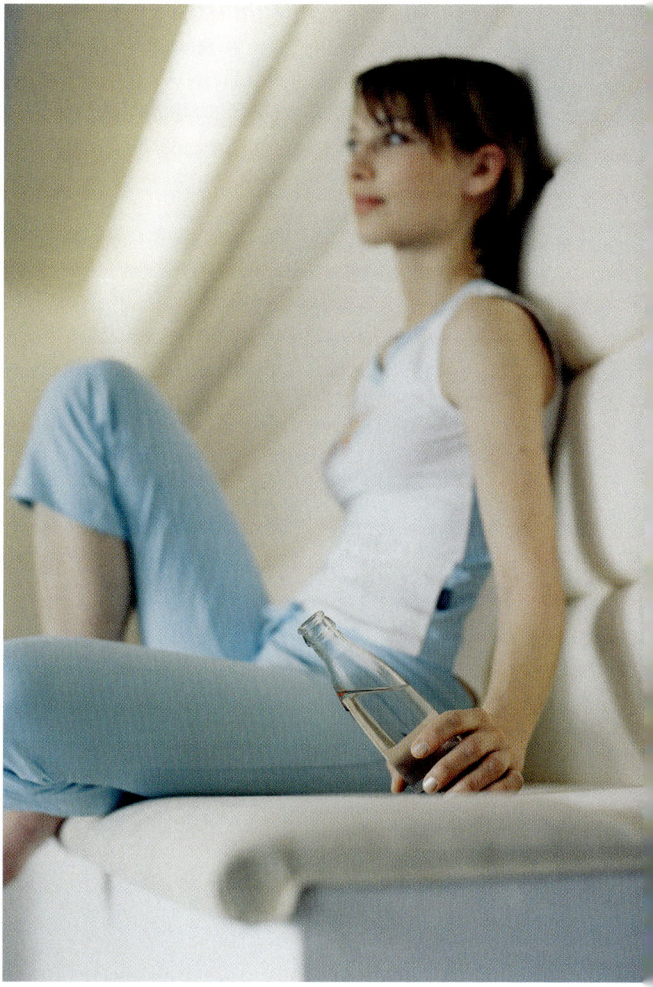

Dem Stress davonlaufen

Doch Sport kann noch mehr: Körperliche Aktivität bremst die Reizüberflutung. Normalerweise antwortet das symphatische System in Stresssituationen auf belastende Reize besonders schnell mit der Ausschüttung von Stresshormonen. Sport wirkt dem entgegen, indem er die sogenannte vagotonische Grundeinstellung verstärkt, damit die Widerstandsfähigkeit gegen Stress erhöht und Entspannung vermittelt. Letztlich führt Bewegung dazu, dass die im Blut kreisenden Stresshormone der körperlichen „Verarbeitung“ zugeführt, das heißt abgebaut werden.

Bewegung beflügelt den Geist

Bewegung und Denken gehören zusammen – so könnte man ein uraltes Wissen auf den Punkt bringen. Und offensichtlich gibt es zwischen Denk- und Muskelarbeit mehr Zusammenhänge, als man auf den ersten Blick annimmt. Allein schon das Wort „Erfahrung" drückt diesen Überschneidungsbereich aus. So wurden schon früher mehr Eindrücke gesammelt, wenn man sich nicht an einem Ort aufhielt, sondern die Welt „durchwanderte", um zu lernen (beispielsweise Lehr- und Wanderjahre der Handwerksgesellen).

Auch heute nutzen noch viele Menschen unbewusst die wechselseitige Beeinflussung von Denkprozess und körperlicher Bewegung. Manche gehen beispielsweise beim Diktieren eines Briefes auf und ab, um sich durch die einfachen Bewegungsabläufe von anderen Ablenkungen abzuschirmen. Andere Geistesarbeiter haben für sich persönlich herausgefunden, dass Schwimmen, Radfahren, Gehen oder Gymnastik „Abschalten" bedeuten. Sicherlich haben auch Sie schon ähnliche Erfahrungen gemacht: Sie brüten über einem Schriftstück, doch je mehr Sie überlegen, desto weiter weg rückt die Lösung des Problems – Sie haben eine geistige Blockade, die sich durch einfaches Ausruhen nicht lösen lässt. Müssen Sie dagegen einige Schritte gehen, etwa weil das Telefon klingelt, wird der Gedankengang unterbrochen, und zurück am Schreibtisch erledigt sich die Arbeit wie von selbst.

Über Bewegung, also Arbeit mit dem eigenen Körper – und sind es nur ein paar Schritte – lösen sich Blockaden im Kopf, wir entspannen uns, und das Denkvermögen wird aktiviert. Zweifelsohne wirkt sich auch die Einsicht, etwas tun zu müssen – wie der Entschluss, Sport zu treiben, positiv aus und zwingt uns, die uns allen bekannte Trägheit zu überwinden, Qualitäten wie Zielstrebigkeit, Leistungsbewusstsein, Beharrlichkeit und das Ausloten der eigenen körperlichen Leistungsfähigkeit schaffen bessere Voraussetzungen, auch für das Lernen. Schließlich erhöht Teamsport die Problemlösungskompetenz eines jeden Einzelnen. Aus diesem Blickwinkel gewinnt der Begriff „Gehirnjogging" sicherlich eine neue Bedeutung: Es ist durchaus klug, sich körperlich zu bewegen, um auch geistig beweglich zu bleiben.

Von der Information zur Aktion

„Jetzt stelle ich mich in der Ernährung auf mehr Gemüse und Obst sowie auf fettärmere Zubereitung ein, probiere viele neue Rezepte aus – dann auch noch mehr Sport zu treiben, das ist zeitlich einfach nicht drin." So denken viele, weil sie beim Sport sofort an Fitnessclub, Joggen im Stadtpark oder ans Schwimmen im Freibad denken. Zugegeben, all das kostet oft viel zu viel Zeit. Doch nutzen Sie die Chance, Ihrem Leben mehr Schwung und Tempo zu geben. Denn mehr Bewegung kann auch heißen: öfter mal gehen, stehen und sich strecken als nur zu fahren, zu sitzen und ganz steif zu werden. Dazu brauchen Sie keine Minute länger. Wenn Sie Spaß an kleinen Alltagsaktivitäten entwickeln, holen Sie auch schnell mal das Rad heraus, wenn Sie rasch zur Post müssen. Oder machen Sie abends noch einen Spaziergang, um besser abschalten und zur Ruhe zu kommen. Das fördert den erholsamen Schlaf. Morgens kann man sich bei einer Gymnastik positiv auf den Tag einstimmen. Mit all den Beispielen erhöhen Sie allmählich Ihren Aktivitätsspiegel und werden durch mehr Bewegung keine Zeit verlieren, sondern zusätzliche gewinnen.

Fit durch den Tag

Move-Units – also kleine Bewegungseinheiten – und „Fitmacher-Happen" begleiten Sie durch den Tag. Bringen Sie sich morgens in Schwung, und strecken und dehnen Sie sich ausgiebig. Während des Zähneputzens kann man sich ein paar Mal auf die Zehenspitzen stellen. Das regt den Kreislauf an und kostet Sie keine (Extra-) Minute. Dann folgt ein kohlenhydrathaltiges Fitnessfrühstück.

Wer es möglich machen kann, profitiert davon, mit dem Rad zur Arbeit zu fahren oder schon einen Teil der Wegstrecke zum Arbeitsplatz zu Fuß zurückzulegen, indem man zum

Beispiel ein Stück zur Bus- oder Bahnhaltestelle läuft. Ganz besonders effizient ist das Treppensteigen; am Arbeitsplatz bieten sich aber noch viele weitere Move-Units als Bewegungsausgleich an. Stehen Sie beim Telefonieren auf. Ja selbst der Gang zum Fotokopierer oder zum Aktenholen kann ein kleiner Fitnesshappen sein.

Zwischendurch sorgt ein Imbiss für den richtigen Energienachschub. Dann ist auch der Appetit auf das Mittagessen nicht ganz so groß, und es genügt eine kleine, leichte Mahlzeit. Die gewonnene Zeit lässt sich gut für einen kleinen zehn- bis fünfzehnminütigen Spaziergang zum Sauerstofftanken nutzen. Durch den leichten Lunch und die aktive Pause fällt auch das Mittagstief nicht allzu schwer ins Gewicht. Halten Sie Ihre Fitness am Nachmittag aufrecht, indem Sie während längerer sitzender Tätigkeiten gelegentlich aufstehen und hin und her gehen sowie leichte Lockerungsübungen machen.

Ein kleiner Snack am Nachmittag lässt Sie schließlich das Nachmittagshoch richtig nutzen, besonders wenn zum Feierabend noch sportliche Aktivitäten geplant sind. Der abendliche Spaziergang ist eine weitere gute Bewegungsmöglichkeit.

Unterwegs auf beruflichen Reisen bieten sich Bewegungseinheiten vor allem morgens im hoteleigenen Schwimmbad oder der nahe gelegenen Joggingstrecke an. In Pausen sollte immer etwas Zeit für ein paar Schritte an die frische Luft übrig sein.

Bewegung im Alltag

- Nutzen Sie Ihre Mittagspause, um ein paar Schritte an der frischen Luft zugehen.
- Wenn möglich, hören Sie bei der Arbeit Musik. Wippen Sie mit den Füßen zum Rhythmus.
- Stehen und/oder gehen Sie beim Telefonieren.
- Kleinere Einkäufe zu Fuß oder per Rad erledigen. Dies spart auch Benzinkosten.
- Auf die Fernbedienung verzichten und fürs Umschalten aufstehen.
- Treppen anstatt Lift oder Rolltreppe benutzen – oder zumindest auf der Rolltreppe gehen.
- Bei öffentlichen Verkehrsmitteln eine Station früher aussteigen und nach Hause laufen.
- Abends Unternehmungen wählen, bei denen Sie noch mal raus kommen, wie ins Kino, Theater, zum Tanzen gehen oder Sport treiben.
- Am Wochenende eine größere Rad- oder Wandertour planen.
- Alle Aktivitäten – auch Gehen, Stehen oder Sitzen – mit hoher Muskelspannung ausführen. Achten Sie auf Ihre Haltung.

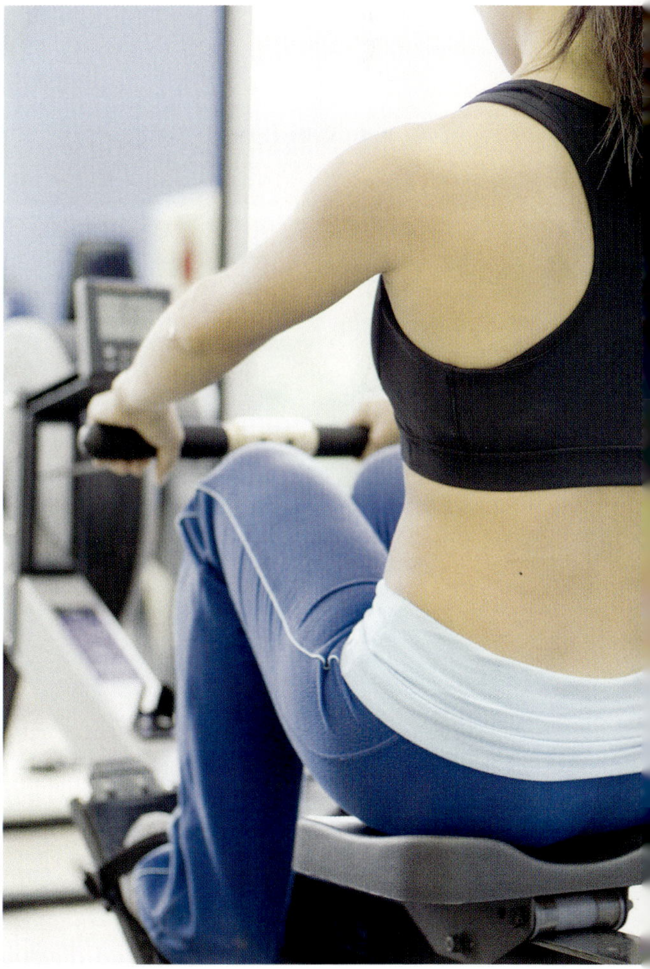

Sie werden bald feststellen, dass Ihnen diese „kleinen“ Aktivitäten gut tun – und dass Bequemlichkeit keineswegs wunschlos glücklich macht.

Der Abendspaziergang – ein nebenwirkungsfreier Schlafförderer

Sauerstofftanken nach einem leichten, koh-lenhydratreichen Abendessen ist immer ein guter Tipp. Aktivierender Sport kann dagegen am späten Abend das Einschlafen verschlechtern.

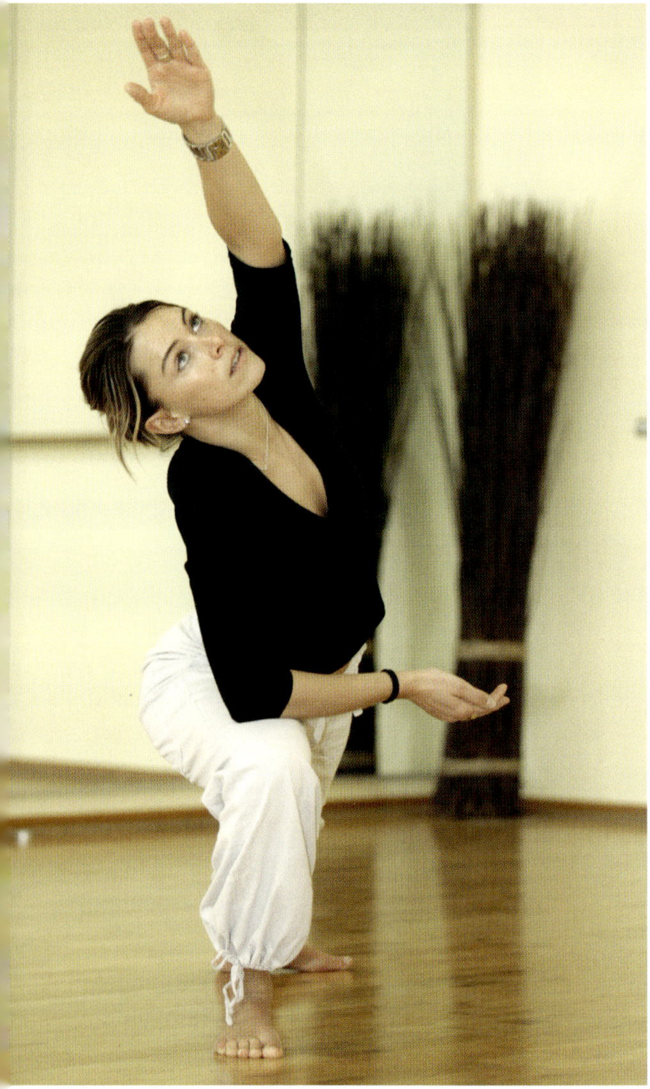

Wir glauben, Schlaf sei eine Angelegenheit unserer Gedanken, die irgendwie abschalten und am nächsten Morgen – ziemlich unabhängig vom Körper – wieder aufwachen. In Wirklichkeit ist Schlaf ein natürlicher physiologischer Vorgang, ja es gibt so etwas wie einen biochemischen Schlafstoffwechsel im Gehirn, der durch sogenannte Neurotransmitter (Nervenbotenstoffe) und eben auch dadurch, wie wir uns ernähren, beeinflusst wird.

Entspannung lernen

Die einfachsten Möglichkeiten, sich zu entspannen und dabei Stress abzubauen, liegen im Bereich der Freizeitgestaltung. Einer Stressüberlastung kann man beispielsweise mit Sport oder einem anderen ausgleichenden Hobby begegnen. Regelmäßige körperliche Aktivitäten wirken sich positiv auf den Entspannungsnerv (Parasympathikus bzw. Vagus) aus, die Zufriedenheit der Bewegungsleistung fördert darüber hinaus insgesamt die mentale Stärke und stabilisiert das psychische Wohlbefinden.

Entspannung kann auch regelrecht gelernt werden, um auf nervöse Unruhe, Lernunlust und Schlafstörungen gezielt reagieren zu können. Entspannt ist man aufnahmebereiter, positiv eingestellt, konzentrierter und leistungsfähiger. Allerdings erfordert das Beherrschen und Anwenden von Entspannungsübungen zunächst selbst ein erhebliches Maß an Konzentration und Lernen.

Als geeignete Techniken zur gezielten Entspannung gelten heute die Progressive Muskelentspannung nach Jacobson und das Autogene Training. Ziel beider Methoden ist, Geist und Seele zur Ruhe kommen zu lassen. Wer eine große innere Unruhe mitbringt, findet zur Progressiven Muskelentspannung oft leichter Zugang als zum Autogenen Training. Selbstentspannungsverfahren kann man unter fachkundiger Anleitung in Kursen oder im Einzelunterricht erlernen. Im Fall des Autogenen Trainings ist dies sogar ausdrücklich zu empfehlen. Ein Dauererfolg stellt sich bei beiden Methoden jedoch nur ein, wenn die Übungen weiterhin täglich wiederholt werden.

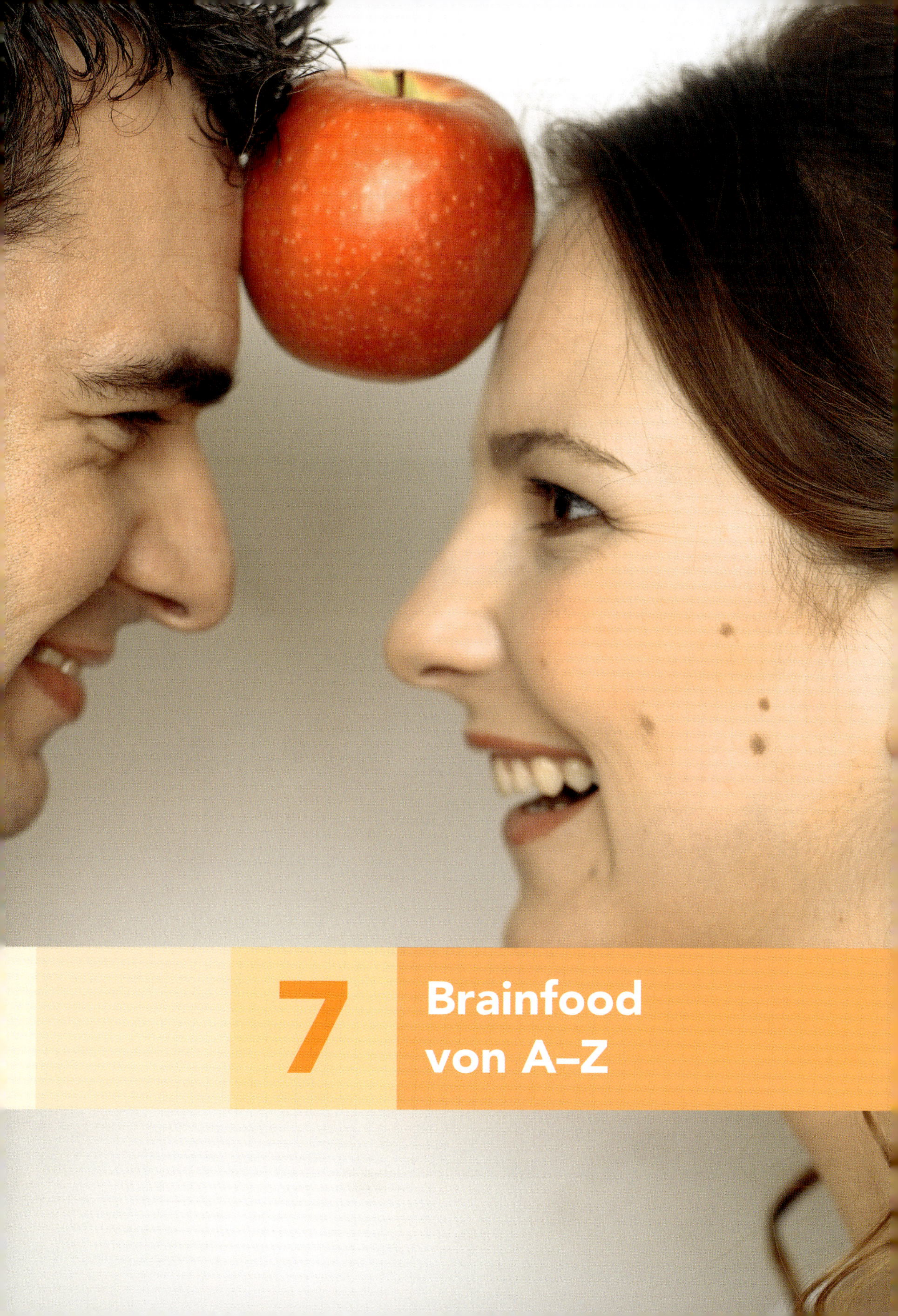

7 Brainfood von A–Z

Die Nahrung ergänzen und aufwerten

Bewusst essen, die Nahrung auf die Erfordernisse des Körpers und Alltags abstimmen und bei überwiegender Kopfarbeit auch für den körperlichen Bewegungsausgleich zu sorgen, ist die beste Unterstützung für das Gehirn. Wenn die richtige Zusammenstellung von Fitmacher-Lebensmitteln für Gehirn und Nerven einmal nicht möglich ist oder die benötigten Zutaten nicht vorrätig sind, kann man die Nahrung durchaus ergänzen, wohlgemerkt nicht ersetzen. Eine entsprechende Zusatzversorgung macht ebenso Sinn, wenn bereits Nährstoffdefizite infolge einseitiger Ernährung vorliegen oder der Organismus besonders gefordert ist und ein erhöhter Bedarf an einem Nährstoff besteht. Trotz der Vielzahl der mittlerweile angebotenen Produkte sollen Nahrungsergänzungen jedoch nie eine Alternative zu einer ausgewogenen und vollwertigen Ernährung sein. Dem Gestressten und geistig Geforderten stehen verschiedene Vitamin- und Mineralstoffpräparate zur Verfügung. Besonders wichtig für den Stressschutz sind B-Vitamine, Magnesium und Zink.

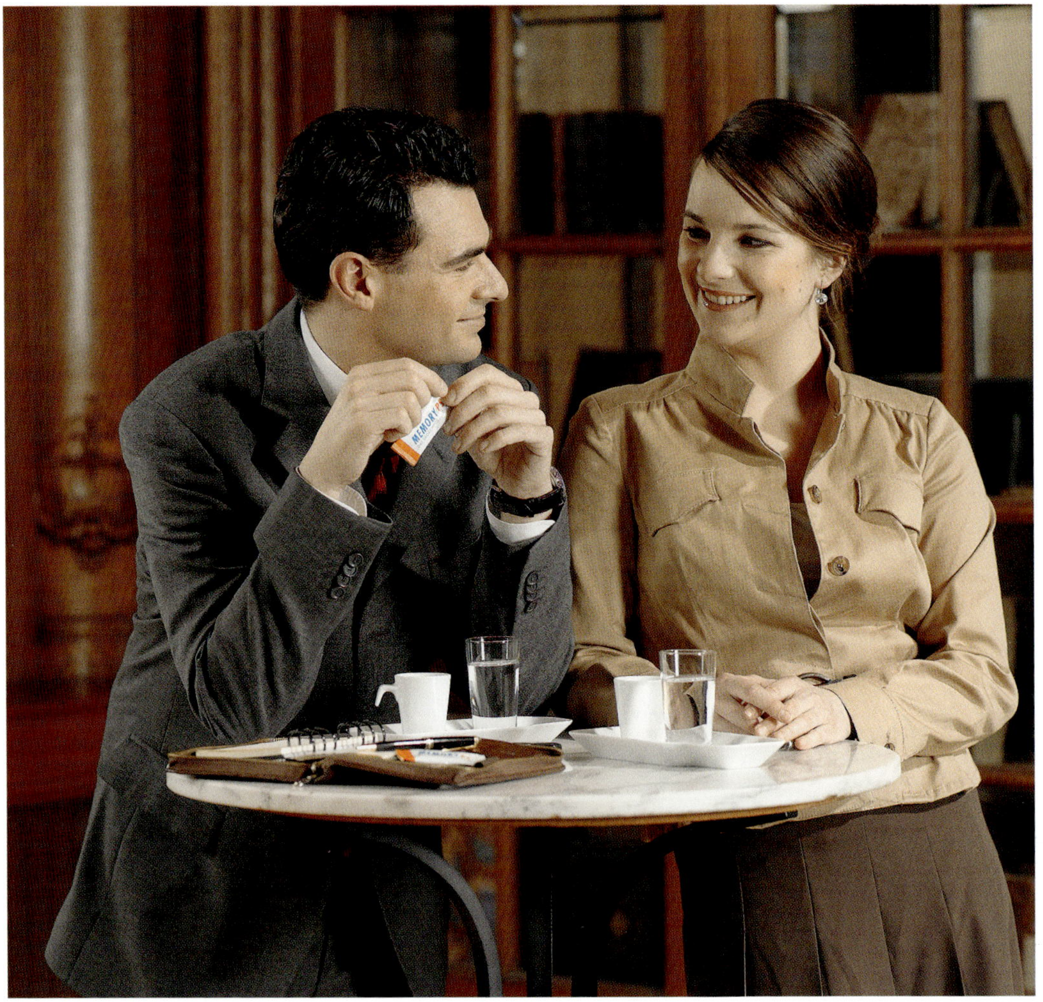

Was das Anti-Stressmineral Magnesium betrifft, so haben wir bereits darauf hingewiesen, dass es bei körperlicher, geistiger und seelischer Anspannung vermehrt verbraucht wird. Damit dieses wichtige Bioelement seine entspannende Wirkung übernehmen kann, muss es daher stets ausreichend ersetzt werden. Bequem und schnell gelingt dies mit GRANDELAT magnesium DIREKT mit 400 mg Magnesium, erhältlich in Reformhäusern, Apotheken und im Naturkosthandel. Verpackt in Form eines Briefchens kann das für Nerven und Muskeln so überhaus wichtige Hochleistungsmineral jederzeit und überall – ohne Wasser – direkt eingenommen und eine aufgetretene Magnesiumschuld ausreichend dosiert und schnell beglichen werden.

Am bekanntesten ist die Bedeutung von Lecithin, traditionell bekannt zur Stärkung der Nerven und Unterstützung der Gehirnleistung. Für die Gehirnfunktion besonders wichtig ist die Lecithin-Fraktion Phosphatidylserin (PS).

Phospatidylserin ist Bestandteil der Zellmembranen und damit in allen Körperzellen vorhanden. In besonders hoher Konzentration kommt Phosphatidylserin im Gehirn vor. Es ist an der Freisetzung von Neurotransmittern und an synaptischen Aktivitäten beteiligt. So ermöglicht Phosphatidylserin die Kommunikation an den Schaltstellen (Synapsen) des Denkens. Verschiedene Untersuchungen deuten nun darauf hin, dass Phosphatidylserin die Gehirnfunktionen fördern und so einem Abfall der kognitiven Leistungen (das heißt der Wahrnehmungs- und Denkfähigkeit) im Alter entgegenwirken kann. Dabei wurden vor allem Verbesserungen des Kurzzeitgedächtnisses festgestellt.

PS spielt eine wichtige Rolle für die Funktion aller Zellen, allen voran der Gehirnzellen. Klinische Versuche haben gezeigt, dass diese Lecithin-Fraktion die Erinnerung und das Lernen verbessern kann. PS ist somit geeignet, dem Leistungsabbau beim Älterwerden vorzubeugen und im Rahmen eines Gesamtkonzepts zur Gesundheitsvorsorge (das heißt gesunde Ernährung plus Bewegung plus mentales Training) die geistigen Fähigkeiten zu erhalten.

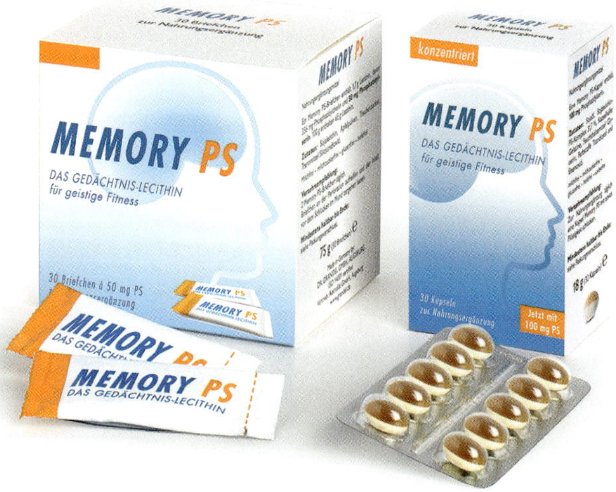

Ist also PS der Stoff, der uns leichter lernen und auch Stresssituationen besser meistern lässt? Auf dem Gebiet der Nahrungsergänzungen und „Functional Foods" wurden bereits erste Produkte entwickelt. MEMORY PS von Dr. Grandel enthält ein pflanzliches Spezial-Lecithin, das das wichtige „Gedächtnis-Lecithin" Phosphatidylserin in besonders hoher Konzentration enthält. Für die geistige Fitness gibt es MEMORY PS als Pulver in Briefchen und als Konzentrat in Kapseln, erhältlich in Reformhäusern und Apotheken.

Verbleibt noch ein Hinweis auf die für die Entwicklung der Gehirn- und Sehleistung sowie deren einwandfreies Funktionieren im gesamten Lebensverlauf unverzichtbaren langkettigen Omega-3-Fettsäuren aus Kaltwasserfischen und bestimmten Algen. Neben dem empfohlenen wöchentlichen Verzehr von zwei (Meeres-)Fischmahlzeiten kann auch die regelmäßige Verwendung der rein pflanzlichen Omega-3-Margarine von Vitaquell aus dem Reformhaus zur sicheren Versorgung mit diesen in unserer Ernährung eher knappen Omega-3-Fettsäuren beitragen. Die Margarine enthält die biologisch aktive Omega-3-Fettsäure – „Omega-3 direkt" – DHA (Docosahexaensäure) aus speziellem DHA-Öl aus Meeresalgen.

Ebenfalls möchten wir die regelmäßige Verwendung von wertvollen Pflanzenölen, wie zum Beispiel Walnussöl und Rapsöl von Vitaquell, in der Küche empfehlen. Ihre Fettsäuren halten Herz und Kreislauf gesund und liefern ebenfalls einen Teilbeitrag zur Versorgung mit einer pflanzlichen Vorstufe der langkettigen Omega-3-Fettsäuren, der sogenannten Alpha-Linolensäure.

Vergessen Sie bei allen guten Zutaten aus der Nahrung und in Form von Nahrungsergänzungsmitteln aber nicht, dass die Gehirnnutzung die wichtigste Vorbeugemaßnahme ist, unsere Denkzentrale fit und leistungsfähig zu halten. Bewegung und Ernährung unterstützen und versorgen das Gehirn lediglich – wobei es allerdings auf diese Hilfen nicht verzichten kann. Die Erfolgsstrategie für umfassende geistige Fitness und Rundum-Wohlbefinden setzt daher konsequenter Weise auf:

- Gehirntraining,
- körperliche Aktivität,
- Brainfood – eventuell optimiert durch eine gezielte Nahrungsergänzung.

Die 33 besten Brainfood-Lebensmittel

Lebensmittel	Inhaltsstoffe	Wirkung
Apfel	Vitamin C, Pektin, Fruchtzucker, Fruchtsäuren, bioaktive Pflanzenstoffe, Kalium	Der Pausensnack schlechthin, günstiger GLYX-Faktor, erfrischend *Tipp:* Für den kleinen Hunger zwischendurch
Banane	Magnesium, Kalium, B-Vitamine, Kohlenhydrate	Energiespender, regenerierend und entspannend, fördert Serotoninsynthese *Tipp:* Gut bekömmliches Obst
Broccoli	Carotinoide, Vitamin C, Kalzium, Eisen, Glucosinolate	Rundum-Gesundheitsschutz, antioxidativ, Abwehrkräfte steigernd *Tipp:* Gemüse stets dünsten und mit Biss garen
Buttermilch	Eiweiß, Kalzium, Vitamin B2, Lecithin (Phospholipide)	Aufbauend, konzentrationsfördernd, bekömmlich, leicht ohne Fettbelastung, hält wach *Tipp:* Ebenfalls geeignet ist Trinkmolke
Chili	Vitamin C, Scharfstoff Capsaicin	Anregend, durchblutungs- und verdauungsfördernd *Tipp:* Vorsichtig dosieren und den Reizeffekt mit Kokosmilch abmildern
Eier	Eiweiß, Lecithin, Vitamine B, A und D, Spurenelemente, Carotinoide	Aufbauend, nervenstärkend, sättigend *Empfehlung:* 3–4 Eier/Woche
Erdbeere	Vitamin-C-reicher als Zitrusfrüchte! Kalium, bioaktive Pflanzenstoffe, Spurenelemente	Erfrischend und belebend, Abwehrkräfte steigernd, leichter Fitmacher *Tipp:* Frische Erdbeeren, wenn sie bei uns Saison haben

Lebensmittel	Inhaltsstoffe	Wirkung
Fleisch (Rind, Schwein, Geflügel, Lamm)	Eiweiß, B-Vitamine, Eisen, Zink, Selen	Aufbauend, Blut bildend, anregend (Tyrosin/Phenylalanin), hält wach *Tipp:* Fettarme Teilstücke und Zubereitung wählen
Gewürze	Bioaktive Pflanzenstoffe, ätherische Öle, Mineralstoffe und Spurenelemente	Je nach Pflanze anregend, beruhigend, Abwehrkräfte steigernd, verdauungsfördernd *Tipp:* Vielseitig verwenden
Grüner Tee	Polyphenole (Catechine), Fluorid, Vitamin C, L-Theanin, Koffein	Wellness- und Gesundheitsgetränk Nr. 1 *Empfehlung:* 3–5 Tassen täglich
Hafer	Eiweiß, einfach und mehrfach ungesättigte Fettsäuren, Aminosäuren (Tyrosin), Ballaststoffe, Kohlenhydrate, B-Vitamine, Magnesium, Zink	Super-Getreide, Langzeitenergiespender mit günstigem GLYX-Faktor, erhöht Konzentrationsfähigkeit, anregend, für die cholesterinbewusste Ernährung *Tipp:* Haferflocken beruhigen den nervösen Magen
Hülsenfrüchte	Biologisch hochwertiges Pflanzeneiweiß, Ballaststoffe, Magnesium, Eisen, B-Vitamine, bioaktive Pflanzenstoffe	Aufbauend, Power-Bohnen mit hohem Gesundheitspotential, Eckpfeiler der vegetarischen Ernährung *Tipp:* Einmal die Woche ein Eintopfgericht mit Hülsenfrüchten essen
Kakao/Schokolade	Polyphenole, Magnesium, Kohlenhydrate, Fett, Eiweißbausteine	Gesündestes Genussmittel, Gefäßschutz, stimmungsaufhellend, regenerierend *Tipp:* Dosiert genießen, bei Schokolade Sorten mit hohem Kakaoanteil bevorzugen
Kaltwasserfische (Hering, Makrele, Lachs, Sardine, Thunfisch)	Eiweiß, biologisch aktive Omega-3-Fettsäuren, Jod, Vitamine D und B	Gehirnnahrung, konzentrationsfördernd, durchblutungsfördernd, hält Blutgefäße gesund und sorgt für gesunden Herz-Rhythmus *Empfehlung:* Zweimal wöchentlich Meeresfisch essen
Kohlgemüse	Vitamine, Kalzium, Magnesium, Spurenelemente, Ballaststoffe, bioaktive Pflanzenstoffe	Kohlgemüse – insbesondere Grünkohl – zählen zu den gesündesten Gemüsen überhaupt und beugen vielen Krankheiten vor. *Tipp:* Die ganze Palette nutzen von Weißkohl über Blumenkohl und Rosenkohl bis zum Sauerkraut

Lebensmittel	Inhaltsstoffe	Wirkung
Kräuter (frisch, tiefgefroren oder schonend getrocknet)	Bioaktive Pflanzenstoffe, ätherische Öle, Vitamine und Mineralstoffe	Viele Küchenkräuter sind traditionell Arzneikräuter und fördern die Bekömmlichkeit von Speisen, sind Abwehrkräfte steigernd, anregend. *Tipp:* Würzen Sie Ihre Speisen vor allem mit Kräutern und nicht nur mit Salz
Leber	Eiweiß, B-Vitamine, Mineralstoffe, Spurenelemente – vor allem Eisen	Aufbauend *Tipp:* 2–3-mal im Monat genießen
Müsli	Energiespendende Kohlenhydrate, Eiweiß, wertvolle Fettsäuren, Magnesium, B-Vitamine, Vitamin E, Ballaststoffe	Traditionelle Frühstücksmahlzeit aus Vollkorngetreide, frischem Obst oder Trockenfrüchten mit einem Milchprodukt (z. B. Joghurt), anhaltend sättigend, konzentrationsfördernd, Langzeitenergie, stimmungsaufhellend *Tipp:* Am besten ist ein Müsli mit kernigen Haferflocken
Nudeln/Reis	Stärkekohlenhydrate, Eiweißbausteine, bei Vollkornprodukten auch Ballaststoffe, B-Vitamine und Mineralstoffe	Stimmungsaufhellend, Hartweizenteigwaren al dente gekocht, Parboiled und Basmatireis haben einen günstigen glykämischen Index *Tipp:* Ideal für ein regenerationsförderndes und entspannendes Abendessen
Nüsse	Eiweiß, wertvolle Fettsäuren, Lecithin, Kalium, Magnesium, Eisen, Zink, B-Vitamine, Vitamin E, bioaktive Pflanzenstoffe	Prävention zum Knacken, Herz-Kreislauf-Schutz, konzentrationsfördernd, aufbauend *Tipp:* Täglich eine kleine Handvoll als herzgesunder Snack
Oliven- und Rapsöl	Einfach ungesättigte Fettsäuren (Rapsöl: ebenfalls pflanzliche Omega-3-Fettsäuren), Vitamin E, bioaktive Pflanzenstoffe	Für gesunde Blutgefäße und gute Durchblutung, für die cholesterinbewusste Ernährung *Tipp:* Beide Öle eignen sich für Salate, zum Dünsten von Gemüse und zum Braten
Paprika	Vitamin-C-reich, Kalium, bioaktive Pflanzenstoffe	Anregend, durchblutungsfördernd, Abwehrkräfte steigernd *Tipp:* Rohe Paprikastreifen zum Kräuterquarkdip
(Mager-)Quark	Fettarmes Eiweißkonzentrat, B-Vitamine, Kalzium	Aufbauend, leichter Fitmacher, anregend, hält wach *Tipp:* Abwechslungsreich mit frischen Früchten oder herzhaft mit Gemüse und Kräutern genießen

Lebensmittel	Inhaltsstoffe	Wirkung
Ölsaaten/Ölsamen	Günstige Fettsäurenzusammensetzung, Magnesium, Eisen, Zink, B-Vitamine, reich an Eiweiß	Kleine Kraftpakete zur Nahrungsergänzung *Tipp:* Sesamsaat, Kürbiskerne, Sonnenblumenkerne zum Müsli und Salat geben
Salat	Vitamin C, Carotinoide, Kalium, Magnesium	Fitmacher-Mahlzeit Nr. 1 *Tipp:* Am besten bunt gemischt nach den Ampelfarben
Soja	Eiweißreich, wertvolle Fettsäuren, Vitamin E, Ballaststoffe, bioaktive Pflanzenstoffe	Fleisch- und Milchersatz in der vegetarischen Küche mit hohem Gesundheitsschutzpotential, aufbauend, anregend *Tipp:* Statt Kuhmilch öfter einmal Sojadrinks verwenden
Spinat	Bioaktive Pflanzenstoffe – vor allem Lutein/Zeaxanthin; Kalzium, Magnesium, Vitamin C, Eisen	Für die Erhaltung der Sehleistung im Alter, aufbauend, Rundum-Gesundheitsschutz *Tipp:* Junge Spinatblätter öfters mal als Salat zubereiten
Tofu	Biologisch hochwertiges Pflanzeneiweiß, bioaktive Pflanzenstoffe	„Fleisch des Feldes", Grundnahrungsmittel in der vegetarischen Küche, aufbauend *Tipp:* Tofu lebt von der fantasievollen Zubereitung mit Gewürzen und Soßen
Tomaten	Carotinoide (Lykopin), Vitamin C, Kalium	Stärkstes Antioxidanz, Zellschutz, erfrischend und anregend, Abwehrkräfte steigernd *Tipp:* Lykopin ist aus Tomatenzubereitung (Soßen, Suppen, Saft) besonders gut bioverfügbar
Vollkorn	Kohlenhydrate, Ballaststoffe, Magnesium, B-Vitamine, Eiweißbausteine	Langzeitenergiespender, regenerierend und konzentrationsfördernd; je naturbelassener (ganzes Korn, kernige Flocken) desto günstiger der GLYX-Faktor *Tipp:* Am besten sind Hafervollkorn- und grobkörniges Roggenvollkornbrot

Lebensmittel	Inhaltsstoffe	Wirkung
Wasser (Mineralwasser)	Wasser, Mineralstoffe	Für gute Durchblutung und Sauerstoff- sowie Nährstofftransport zum Gehirn, konzentrationsfördernd *Tipp:* Trinken Sie täglich eine große Flasche Mineralwasser, dann haben Sie bereits die Hälfte Ihres Trinkflüssigkeitsbedarfs zum Null-Kalorien-Tarif gedeckt
Weizenkeime	Eiweiß, wertvolle Fettsäuren, Vitamin E, Magnesium, Kalium, Eisen, Zink, B-Vitamine, bioaktive Pflanzenstoffe	Das Nährstoffkonzentrat der Natur, aufbauend, konzentrationsfördernd, natürliches Nahrungsergänzungsmittel *Tipp:* Speisen wie Müsli, Quarkspeisen, Salate, Suppen und Eintöpfe damit aufwerten
Zitrusfrüchte	Vitamin C, bioaktive Pflanzenstoffe (Bioflavonoide), Kalium	Erfrischend, halten wach, Abwehrkräfte steigernd, antioxidativ, Gefäßschutz *Tipp:* Verwenden Sie für Salatsoßen möglichst häufig Limonen

Lesetipps

Berg, Andreas: Punkten Sie sich schlank! M.O.B.I.L.I.S. Light. Gräfe und Unzer, 2007.

Hamm, Michael; Bohlmann, Friedrich: Die ideal Diät – das Kochbuch. Gräfe und Unzer, 2005.

Hamm, Michael; Neuberger, Dirk: Omega-3-aktiv. Gesundheit aus dem Meer. Schlütersche, 2006.

Hamm, Michael: Knaurs Handbuch Ernährung, Knaur, 2003.

Hamm, Michael: Food Medizin. Knaur, 2006.

Hoffmann, Maria: Küchenkerle – Kochbuch für Jungs, die ausziehen. Hölker Verlag, 2004.

Hoffmann, Maria: Küchenprinzessin – Ab jetzt wird selbst gekocht. Hölker Verlag, 2005.

Hoffmann, Maria, Hamm, Michael: Küchenkicker – Ein Kochbuch für Fußballfans und Hobbyköche, Hädecke Verlag, 2006.

Hoffmann, Maria: All about Cocktails and Barfood. Mit 3-Sterne-Koch Harald Wohlfahrt und dem Präsidenten der deutschen Barkeeper-Union Berhard Stöhr, Hädecke Verlag, 2006.

Rauhe, Hermann: Nur wer selbst brennt, kann andere entzünden. Der Musiker, Mittler und Manager im Gespräch mit Manfred Eichel, Murmann, 2006, (mit DVD: Hermann Rauhe – Filmportrait von Gallus Kalt).

Rauhe, Hermann (mit Gerd Schnack/ Kirsten Schnack): Jung bleiben kann man lernen, Kösel, 2002 (Buch und CD).

Rauhe, Hermann: Musik im Netzwerk von Wissenschaft und Praxis. Ausgewählte Schriften. Schott, 2000

Rauhe, Hermann (mit Reinhard Flender): Schlüssel zur Musik, Schott/Atlantis, 1998.

Rauhe, Hermann (mit Helge Adolphsen): Lob des Lebens. Vom Sinn der reifen Jahre, Kreuz Verlag, 1993.

Autoreninfo

Prof. Dr. Michael Hamm lehrt an der Hochschule für angewandte Wissenschaften in Hamburg. Der bekannte Ernährungswissenschaftler hat sich auf Sportlerernährung, Ernährungsberatung und Prävention spezialisiert.

Alfred Freeman ist Chefkoch der SPIEGEL-Kantine und Verfasser der UNI-SPIEGEL-Reihe brain food. Zuvor war er Koch in erstklassigen Restaurants. 2002 Vizemeister Deutschland in der Gemeinschaftsverpflegung.

Prof. Dr. Dr. h.c. Hermann Rauhe ist Experte für musiktherapeutische Wirkungsforschung und Gesundheitsvorsorge, Ehrenpräsident der Hochschule für Musik und Theater, Hamburg.

Maria Hoffmann ist Inhaberin von photo network, Agentur für Werbung, Fotografie und Produktion in Hamburg. Die begeisterte Hobbyköchin verfasst und produziert Kochbücher aus Leidenschaft.

Register